预防慢性病 乐享健康人生

慢性病高风险人群健康管理

科普读本

总主编　王临虹

主　审　孔灵芝

主　编　马吉祥　白雅敏

副主编　徐建伟　刘　敏

编　委　（按姓氏笔画排序）

丁贤彬　马吉祥　马建松　王临虹　王增武

孔灵芝　左惠娟　白雅敏　吉　宁　刘　昊

刘　敏　刘克军　许忠济　孙昕霙　严丽萍

杜凤军　李　园　何　耀　张庆军　张雪姣

侯晓晖　姜　垣　倪文庆　徐　健　徐建伟

绘　图　腾讯医疗产品中心

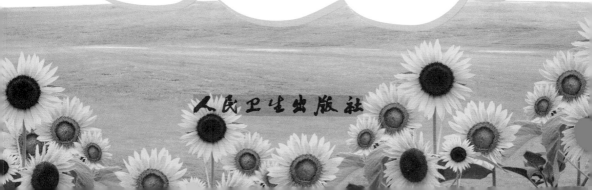

人民卫生出版社

图书在版编目（CIP）数据

预防慢性病 乐享健康人生：慢性病高风险人群健康管理科普读本 / 马吉祥，白雅敏主编. —北京：人民卫生出版社，2018

ISBN 978-7-117-26988-9

Ⅰ. ①预… Ⅱ. ①马… ②白… Ⅲ. ①慢性病—预防（卫生） Ⅳ. ①R4

中国版本图书馆 CIP 数据核字（2018）第 164453 号

| 人卫智网 | www.ipmph.com | 医学教育、学术、考试、健康，购书智慧智能综合服务平台 |
| 人卫官网 | www.pmph.com | 人卫官方资讯发布平台 |

预防慢性病 乐享健康人生
——慢性病高风险人群健康管理科普读本

主　　编：马吉祥　白雅敏
出版发行：人民卫生出版社（中继线 010-59780011）
地　　址：北京市朝阳区潘家园南里 19 号
邮　　编：100021
E - mail：pmph @ pmph.com
购书热线：010-59787592　010-59787584　010-65264830
印　　刷：北京铭成印刷有限公司
经　　销：新华书店
开　　本：710×1000　1/16　印张：5
字　　数：77 千字
版　　次：2018 年 8 月第 1 版　2020 年 6 月第 1 版第 2 次印刷
标准书号：ISBN 978-7-117-26988-9
定　　价：26.00 元
打击盗版举报电话：010-59787491　E-mail：WQ @ pmph.com
（凡属印装质量问题请与本社市场营销中心联系退换）

前　言

　　慢性非传染性疾病(以下简称"慢性病")的发生是生命全周期危险因素逐渐累积的过程,即"健康状态→高风险状态→疾病",具有一定的自然规律。慢性病高风险人群被称为慢性病的"后备军"。我国每年有大量慢性病高风险人群转变为慢性病患者,给个人、家庭和社会造成沉重负担。同时,这一人群作为"桥梁人群",如果及时给予正确的行为干预,也能促成其转归为健康人群。中国疾病预防控制中心慢性非传染性疾病预防控制中心(以下简称慢病中心)将理论引入实践,利用健康管理手段,探索构建"自我为主、人际互助、社会支持、政府主导"的慢性病高风险人群健康管理模式,践行《健康中国 2030 规划纲要》提出的"强化个人健康责任,引导形成自主自律、符合自身特点的健康生活方式"。《中国防治慢性病中长期规划(2017—2025)》(以下简称《规划》)提到,倡导"每个人都是自己健康第一责任人"的理念,促进群众形成健康的行为和生活方式。《规划》还明确指出,社区卫生服务中心和乡镇卫生院要逐步开展超重、肥胖、血压高、血糖高、血脂异常等慢性病高风险人群的患病风险评估和干预指导,提供平衡膳食、身体活动等咨询服务。

　　2016 年,为规范各地慢性病高风险人群的健康管理工作,明确工作流程、干预技术及评估方法等核心内容与要求,慢病中心组织不同领域专家编写并出版了《慢性病高风险人群健康管理指南》(以下简称《指南》),结合试点实践与经验,为基层开展相关工作提供指导和依据。《指南》提出了慢性病高风险人群健康管理的目标和保障,包括如何开展健

康管理,慢性病高风险因素干预技术,督导、考核以及科学评估等主要
内容。

在完成《指南》的基础上,我们遵循科学性、通俗性和实用性的原则,
将慢性病高风险因素干预技术相关内容进行提炼与细化,以与慢性病高
风险人群日常生活密切相关的问题以及基层慢性病防控人员科普工作
需求为出发点,编写了本书。全书由认识慢性病高风险人群、膳食干预、
身体活动、帮你戒烟、心理压力自我调节 5 个部分组成,集中反映了慢性
病高风险人群健康管理的核心内容。书中使用了大量生动的插图和直
观的表格,使内容更具有可读性、可视性和可操作性。

由于我们经验有限,书中难免存在不足,敬请各位专家、慢性病防控
工作者和有关人员提出宝贵意见和建议,以便我们进一步修订,使本书
不断完善。

编者

2018 年 7 月

目 录

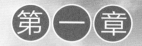

认识慢性病高风险人群

心血管疾病、糖尿病、恶性肿瘤和慢性呼吸系统疾病是我国四大慢性病,严重威胁着居民健康。从健康到高风险状态继而发展为疾病,具有一定的自然规律,是全生命周期不同阶段危险因素逐渐累积的过程。介于健康人和慢性病患者之间的人群常俗称为慢性病高危人群。这源自传染病的概念。实际上,由于慢性病为生活方式疾病,每人所处的外界"危险度"相差不大,因而采用"高风险"较为准确。慢性病高风险人群被称为慢性病的"后备军",每年我国有大量高风险人群转变为慢性病患者。开展生活方式干预与健康管理,可使高风险人群转归为健康人群,有效降低疾病发生率,节省医疗支出,提高生命质量。

一、什么是高风险人群

具有下列一个及以上特征者,可认为是慢性病高风险人群:

1. 血压水平为 130~139/85~89mmHg。

2. 现在吸烟者。

3. 6.1mmol/L≤空腹血糖(fasting blood glucose,FBG)<7.0mmol/L。

4. 5.2mmol/L≤血清总胆固醇(total cholesterol,TC)<6.2mmol/L。

5. 男性腰围≥90cm,女性腰围≥85cm。

二、正确认识血压、血糖、血脂、腰围和体重

(一)血压

1. 什么是高血压

在未用抗高血压药物的情况下,非同日 3 次测量,收缩压均≥140mmHg和(或)舒张压≥90mmHg 者,可确诊为高血压。收缩压达到 120~139mmHg

或舒张压达到80~89mmHg,称血压正常高值。血压水平分级见表1-1。

表1-1 18岁以上成年人血压水平分级

级别	收缩压（mmHg）		舒张压（mmHg）
正常血压	<120	和	<80
正常高值	120~139	和（或）	80~89
高血压	≥140	和（或）	≥90

2. 高血压有哪些危害

高血压可引起脑卒中（中风）、心肌梗死、心力衰竭、肾功竭、视网膜病变等多种疾病,是我国心脑血管病死亡的主要原因之一。

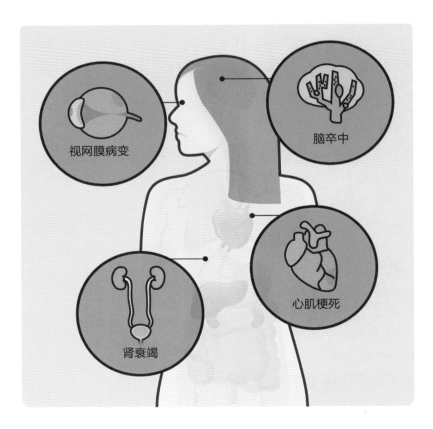

小贴士

　　高血压号称"无声的杀手",患者通常没有特异的自觉症状,而且主观感觉常与血压升高的程度不一致,容易被忽略,直到出现严重的临床表现才引起重视,但此时往往已造成不可逆的心脑血管损害。

　　没有头晕、头痛等不适,不能认为就没有高血压。只有测量血压,才能心中有数。成年人每年至少应测量一次血压。

3. 哪些危险因素可导致高血压的发生

70%~80% 的高血压发生与不健康的生活方式有关,包括高盐膳食、超重 / 肥胖、过量饮酒、长期精神紧张、吸烟、身体活动不足等。控制这些危险因素,可预防或延缓高血压的发生。

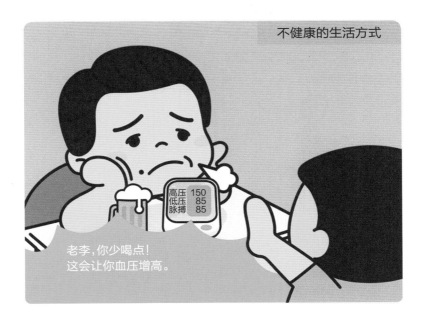

4. 如何正确测量血压

应使用合格的水银柱血压计或符合国际标准的上臂式电子血压计,

规范血压测量操作程序并如实记录血压数值。测压前,被测者至少安静休息 5 分钟。测压时,被测者采取坐位,安静、不讲话、肢体放松;将大小合适的袖带紧缚上臂,与心脏处于同一水平;快速充气,待听不到动脉搏动声音后开始放气,听到第一声动脉搏动音时为收缩压,以最后一音时为舒张压。若需重复测量血压,每次测量间隔时间为 1~2 分钟。

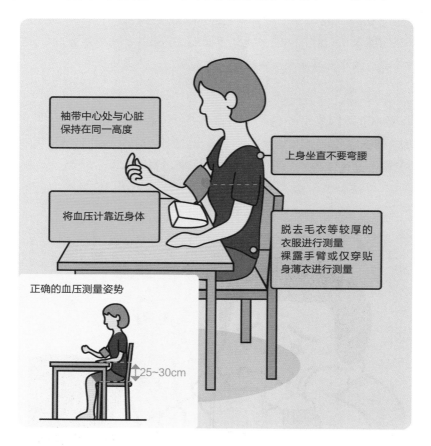

袖带中心处与心脏
保持在同一高度

上身坐直不要弯腰

将血压计靠近身体

脱去毛衣等较厚的
衣服进行测量
裸露手臂或仅穿贴
身薄衣进行测量

正确的血压测量姿势

25~30cm

若使用水银柱血压计测量,血压读数应取偶数,读数精确到 2mmHg,尽量避免尾数为 "0"。若使用上臂式电子血压计测量,以显示的血压读数为准。采用电子血压计自测血压时,若血压值高于正常值,以测 3 次取平均值为宜。

提倡高血压患者在家自测血压。如果血压达标且稳定，一般每周自测血压 1 次；如果血压未达标或不稳定，则增加自测血压次数。建议正常成年人至少每年测量 1 次血压；35 岁以上成年人每年第 1 次去医院就诊时测量血压；血压水平为 130~139/85~89mmHg 的慢性病高风险人群，至少每半年测量 1 次血压。

（二）血糖

1. 什么是糖尿病

糖尿病是一种遗传因素和环境因素长期共同作用所导致的慢性、全身性、代谢性疾病，以血浆葡萄糖水平增高为特征，主要是由于胰岛素分泌不足或作用障碍引起糖、脂肪、蛋白质代谢紊乱而影响正常生理活动。

糖尿病的"三多一少"典型症状："三多一少"，即多饮、多尿、多食和消瘦（体重下降）。

糖尿病其他不典型症状：反复生疖长痈、皮肤损伤或手术后伤口不愈合；皮肤瘙痒；不明原因的双眼视力减退、视物模糊；男性不明原因性功能减退；过早发生高血压、冠心病或脑卒中；下肢麻木、烧灼感；尿中有蛋白等。

2. 什么是糖尿病前期

糖尿病前期指糖代谢开始出现异常，但还没有达到糖尿病诊断标准的阶段，又称为糖调节受损，包括空腹血糖受损（impaired fasting glucose，IFG）和糖耐量受损（impaired glucose tolerance，IGT）。如果对糖尿病前期听之任之，就可能发展为糖尿病。

糖代谢不同状态见表 1–2。

表 1–2　糖代谢状态分类

糖代谢分类	FPG（mmol/L）	2hPPG（mmol/L）
NGR	<6.1	<7.8
IFG	6.1~<7.0	<7.8
IGT	<7.0	7.8~<11.1
DM	≥7.0	≥11.1

FPG：空腹血糖（fasting plasma glucose）；2hPPG：糖负荷后 2 小时血糖（plasma glucose of 2 hours post glucose–load），即口服规定量葡萄糖后 2 小时的血糖值；NGR：正常血糖（normal glucose ranger）；IFG：空腹血糖受损（impaired fasting glucose）；IGT：糖耐量受损（impaired glucose tolerance）；DM：糖尿病（diabetic mellitus）

3. 糖尿病有哪些危害

糖尿病的危害是严重的,长期血糖控制不佳的糖尿病患者可伴发各种器官损害,造成心脏病、脑卒中、神经损伤、肾衰竭、失明、阳痿以及可能引起截肢的感染,导致残疾或者早亡。

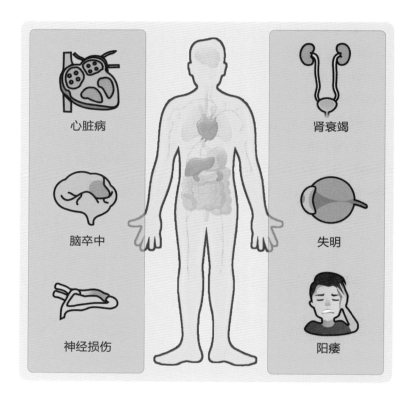

4. 哪些人容易患糖尿病

存在以下情况者容易患糖尿病:

◇ 有糖尿病家族史。

◇ 超重、肥胖。

◇ 年龄＞45 岁。

◇ 出生时低体重＜2.5kg。

◇ 有异常分娩史,如原因不明的多次流产、死胎、死产、早产、畸形儿或巨大儿等。

5. 多长时间测量一次血糖为好

建议 45 岁以上健康成年人及 6.1mmol/L≤FBG<7.0mmol/L 的高风险人群,每年至少检测 1 次空腹血糖或进行口服葡萄糖耐量试验(oral glucose tolerance test,OGTT)。

小贴士

口服葡萄糖耐量试验(OGTT)是指给被测者口服 75g 葡萄糖,然后测血糖变化,观察其耐受葡萄糖的能力。正常人口服葡萄糖后,迅速由胃肠道吸收入血,30~60 分钟时血糖值达高峰,但一般不超过 8.9mmol/L(160mg/L)。由于血糖升高迅速刺激胰岛素分泌增加,使血糖迅速下降,2 小时时血糖接近正常,3 小时时恢复空腹正常水平。而糖尿病患者则不同,其血糖高峰值持续时间长。

(三)血脂

1. 什么是血脂异常

血脂异常也称高脂血症,是指血脂水平超出正常范围,主要有以下几种情况:血清中总胆固醇(total cholesterol,TC)水平过高;低密度脂蛋白 – 胆固醇(low density lipoprotein cholesterol,LDL–C)水平过高;高密度脂蛋白 – 胆固醇(high density lipoprotein cholesterol,HDL–C)水平过低;甘油三酯(triglyceride,TG)水平过高。血脂水平判断标准见表 1–3。

表 1–3　血脂水平分层标准 [mmol/L(mg/dl)]

分层	TC	LDL–C	HDL–C	TG
合适范围	<5.18(200)	<3.37(130)	≥1.04(40)	<1.70(150)
边缘升高	5.18~6.19 (200~239)	3.37~4.12 (130~159)		1.70~2.25 (150~199)
升高	≥6.22(240)	≥4.14(160)	≥1.55(60)	≥2.26(200)
降低			<1.04(40)	

TC:总胆固醇;LDL–C:低密度脂蛋白胆固醇;HDL–C:高密度脂蛋白胆固醇;TG:甘油三酯

2. 多长时间检测一次血脂为好

建议 20 岁以上成年人至少每 5 年测量 1 次空腹血脂;40 岁以上男性和绝经期后女性每年进行血脂检查;5.2mmol/L≤TC<6.2mmol/L 的慢性病高风险人群,至少每年测量 1 次。

3. 血脂异常有哪些危害

血脂异常对健康的损害主要发生在心血管系统,可导致冠状动脉粥样硬化性心脏病(冠心病)及其他动脉粥样硬化性疾病,如缺血性脑卒中、周围动脉疾病、腹主动脉瘤等。

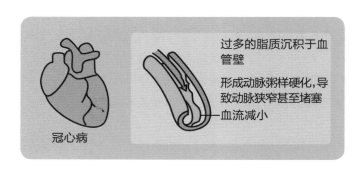

(四)体重

1. 健康体重的判断指标是什么

目前判断健康体重的常用指标是体质指数(body mass index,BMI),它的计算方法是用体重(kg)除以身高(m)的平方。我国健康成年人 BMI 正常范围为 $18.5{\sim}23.9kg/m^2$,$24{\sim}27.9kg/m^2$ 为超重,$\geq 28kg/m^2$ 为肥胖,$<18.5kg/m^2$ 为消瘦。体重在健康范围内者患各种疾病的危险性小于消瘦者、超重者和肥胖者。

定期测量体重有助于较准确地估计体质指数。

例:某男性,身高 1.73m,体重 75kg,$BMI=75\div1.73\div1.73=25.1kg/m^2$,判定为超重。

> **小贴士**
>
> 对于大多数人而言,BMI 的增加大体反映体内脂肪重量的增加,但是对于运动员等体内肌肉比例高的人,健康体重的 BMI 范围不一定适用,可通过测量体成分来判断身体脂肪、肌肉占的比例。

2. 超重和肥胖的危害有哪些

肥胖可增加高血压、糖尿病、血脂异常、冠心病、动脉粥样硬化、缺血性脑卒中、内分泌相关的癌症及消化系统癌症、内分泌及代谢紊乱、胆结石、脂肪肝、骨关节病和痛风的患病风险。遗传基因在肥胖的发生中有一定的作用,但更重要的是环境因素,特别是不健康生活方式的影响。

(五)腰围

1. 什么是腰围

腰围(waist circumference,WC)指腰部周径的长度。目前公认,腰围是衡量脂肪在腹部蓄积(即中心型肥胖)程度的最简单、实用的指标。脂肪在身体的分布,尤其是腹部脂肪堆积的程度,与肥胖相关性疾病有很强的关联。

中国成年人,85cm≤男性腰围<90cm,80cm≤女性腰围<85cm 为中心型肥胖前期;男性腰围≥90cm,女性腰围≥85cm 为中心型肥胖。

2. 怎样正确测量腰围

被测量者直立,两脚分开与肩同宽,用没有弹性、最小刻度为 1mm 的软尺,在右侧腋中线髂骨上缘与第十二肋骨下缘连线的中点(通常是腰部的天然最窄部位),沿水平方向围绕腹部一周,紧贴而不压迫皮肤,在正常呼气末测量腰围的长度。

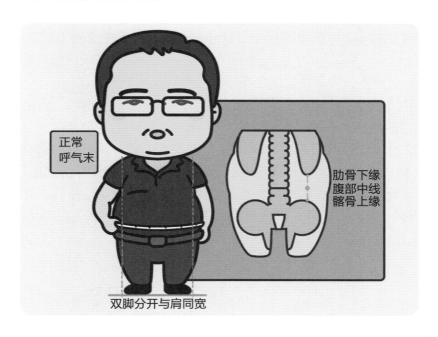

定期测量腰围有助于较准确地估计自身腰围。建议腰围≥90cm 的男性和腰围≥85cm 女性,至少每季度测量 1 次体重和腰围。

三、正确健康信息的寻求途径

1.提升健康素养,提高自我健康管理能力

健康素养是指个人获取和理解基本健康信息和服务,并运用这些信息和服务做出正确决策,以维护和促进自身健康的能力。慢性病防治素养是健康素养的重要内容之一。据调查,2015 年中国居民慢性病防治素养水平为 10.38%,意味着在 100 个人里只有不到 11 个人具备基本的慢性病防治能力,还处于较低的水平。

对慢性病高风险人群而言,提高健康素养,特别是提高慢性病防治健康素养水平,有助于高效率地获取有价值的健康信息,从而提高发现和解决自身健康问题的能力,提升自我健康管理水平。

慢性病高风险人群在日常生活中,要主动关注慢性病预防和控制相关健康信息,积极养成健康的行为和生活方式,有意识地通过学习来提高慢性病防治素养;遇到健康问题时,能够积极主动地利用现有资源获取相关信息;对于来源于各种途径传播的健康信息能够判断其科学性和准确性,不轻信、不盲从,优先选择从政府、卫生健康行政部门、卫生健康专业机构、官方媒体等正规途径获取健康信息;对甄别后的信息能够正确理解,并自觉应用于日常生活,维护和促进自身及家人健康水平。

2.健康信息常见获取途径有哪些

居民主动寻找健康信息时,建议优先在卫生和健康部门运营的官方网站、微信平台、微博上检索,如"健康中国"微博 / 微信公众号、"全国卫生 12320"微博 / 微信公众号、中国疾病预防控制中心网站和微信公众号(慢性病防控与健康、全民健康生活方式行动)、中国营养学会网站、中国健康教育中心网站、省级卫生健康委网站、三甲医院网站及其运营的微信平台等,具备一定外语阅读能力的居民也可在世界卫生组织网站获得需要的健康信息(表 1-4)。

表 1-4 2016 年全国十大医疗卫生系统微博

排名	微博	认证信息	传播力	服务力	互动力	总分
1	健康中国	国家卫生健康委员会官方微博	79.35	55.74	67.26	69.79
2	全国卫生 12320	全国卫生 12320 卫生公益热线官方微博	78.05	59.15	58.55	66.47
3	首都健康	北京市卫生和计划生育委员会官方微博	81.80	61.82	53.02	66.29
4	北京 12320 在聆听	北京市公共卫生热线（12320）服务中心官方微博	71.70	54.90	43.47	57.05
5	济南献血者之家	济南市血液供保中心官方微博	59.35	80.40	41.53	56.43
6	卫生计生委控烟传播活动	国家卫生计生委"中国烟草控制大众传播活动"官方微博	75.83	22.35	49.51	54.61
7	健康八桂	广西壮族自治区卫生和计划生育委员会	63.35	55.96	39.18	52.20
8	健康上海 12320	上海市卫生和计划生育委员会官方微博	68.31	49.42	36.56	51.83
9	中国健康教育官方微博	中国健康教育中心、卫生部新闻宣传中心官方微博	63.73	50.72	34.17	49.30
10	健康成都官微	成都市卫生和计划生育委员会官方微博	63.98	55.62	31.39	49.27

源自人民日报与新浪微博联合发布 2016 年年度政务微博影响力排行榜

在网站上检索健康信息时,网址以".org"".gov"".edu"这类域名结尾的网站通常是由政府、学校或相关专业机构/组织运营的,所提供的健康信息相对科学、规范,如国家卫生健康委员会官网(http://www.nhfpc.gov.cn/)、中国疾病预防控制中心官网(http://www.chinacdc.cn/)、中国健康教育中心官网(http://www.nihe.org.cn/)、12320 公共卫生热线官网(http://www.12320.gov.cn/)等。

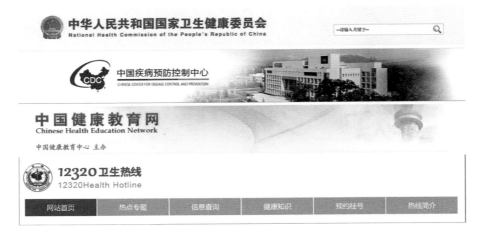

　　电视、广播、报刊通常设有健康类专栏或者专题。居民在寻求健康信息时，可优先在权威的、有影响力的媒体中寻找，必要时可拨打 12320 公共卫生热线（省会城市区号 +12320）或去当地医疗卫生机构和公共卫生机构咨询。

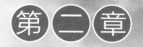

膳食干预

一、平衡膳食

（一）平衡膳食的核心内容

1. 食物多样，谷类为主

（1）每天的膳食应该包括谷薯类、蔬菜水果类、畜禽鱼蛋奶类、大豆坚果类等食物，以谷类为主。

（2）每天摄入谷薯类食物 250~400g，其中全谷物和杂豆类 50~150g，薯类 50~100g。

（3）平均每天摄入 12 种以上食物，每周 25 种以上。

2. 吃动平衡，健康体重

（1）各年龄段人群都应天天运动，保持健康体重。

（2）食不过量，控制总能量摄入，保持能量平衡。

（3）坚持日常身体活动，每周中至少有 5 天进行中等强度身体活动（如散步、慢跑或其他显著增加心率的运动），每天至少运动 30 分钟，每周累计 150 分钟以上；主动身体活动量最好达到每天 6000 步。

（4）减少久坐时间，每小时起来动一动。

3. 多吃蔬果、奶类、大豆及豆制品

（1）蔬菜水果是平衡膳食的重要组成部分，奶类富含钙，大豆富含优质蛋白质。

（2）餐餐有蔬菜，保证每天摄入 300~500g 蔬菜，深色蔬菜应占 1/2。

（3）天天吃水果，保证每天摄入 200~350g 新鲜水果。果汁不能替代鲜果。

（4）吃各种各样的奶制品，相当于每天喝液态奶 300g。

（5）常吃豆制品，适量吃坚果。

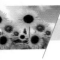

4. 适量吃鱼、禽、蛋、瘦肉

(1)鱼、禽、蛋和瘦肉摄入要适量。

(2)每周吃鱼 280~525g,禽畜肉 280~525g,蛋类 280~350g。

(3)优先选择鱼和禽。

(4)吃鸡蛋不弃蛋黄。

(5)少吃肥肉、烟熏和腌制肉制品。

5. 少盐少油,控糖限酒

(1)培养清淡饮食习惯,少吃高盐和油炸食品。成年人每天食盐摄入量不超过 6g,每天烹调油摄入量 25~30g。

(2)控制添加糖的摄入量,每天不超过 50g,最好控制在 25g 以下。

(3)每天反式脂肪酸摄入量不超过 2g。

(4)足量饮水,成年人每天 7~8 杯(1.5~1.7L);提倡饮用白开水和茶水,不喝或少喝含糖饮料。

(5)儿童、少年、孕妇、乳母不应饮酒。成年人如饮酒,一天饮用酒的酒精量,男性不超过 25g,女性不超过 15g。

6. 杜绝浪费,兴新食尚

(1)珍惜食物,按需备餐,提倡分餐、不浪费。

(2)选择新鲜、卫生的食物和适宜的烹调方式。

(3)食物制备生熟分开,熟食二次加热要热透。

(4)学会阅读食品标签,合理选择食品。

(5)回家吃饭,享受食物和亲情。

(6)传承优良文化,兴饮食健康新风。

（二）把握每天食物摄入量

在平衡膳食和膳食宝塔基础上,把握每天食物摄入量,可以用较为粗约的"十个拳头"原则,也可以采用较精细的食物标准份法。

1. "十个拳头"原则

每天各类食物摄入比例大约是:肉:粮:奶豆:菜果 =1:2:2:5,即不超过 1 个拳头大小的肉类,相当于 2 个拳头大小的谷类,2 个拳头大小的奶、豆制品,不少于 5 个拳头大小的蔬菜 / 水果。

2. 食物标准份法

食物标准份可以帮助大家学习估量、同类互换和估计摄入量,实现推荐目标和数量。每份食物的标准份见表 2–1。

表 2-1　食物的标准份

食物类别		分量	能量	备注
谷类		50~60g	160~180kcal	面粉 50g= 馒头 70~80g；大米 50g= 米饭 100~120g
薯类		80~100g	80~90kcal	红薯 80g= 马铃薯 100g(能量相当于 0.5 份谷类)
蔬果类		100g	40~55kcal	100g 梨和苹果,相当于高糖水果如枣 25g、柿子 65g
畜禽肉类	瘦肉	40~50g	40~55kcal	脂肪含量≤10%
	肥瘦肉	20~25g	65~80kcal	脂肪含量 11%~35%(肥肉、五花肉脂肪含量一般≥50%)
水产品	鱼类	40~50g	50~60kcal	
	虾贝类		35~50kcal	
蛋类		40~50g (含蛋白质 7g)	65~80kcal	鸡蛋 50g
大豆类		20~25g (含蛋白质 7g)	65~80kcal	黄豆 20g= 北豆腐 60g= 南豆腐 110g= 内脂豆腐 120g= 豆干 45g= 豆浆 360~380ml
坚果类		10g (含油脂 5g)	40~55kcal	淀粉类坚果相对能量低,如葵花籽仁 10g= 板栗 25g= 莲子 20g(能量相当于 0.5 份油脂类)
乳制品	全脂奶	200~250ml	110kcal	蛋白质含量 2.5%~3%；脂肪含量约 3%(全脂液态奶)；液态奶 200ml = 奶酪 20~25g = 奶粉 20~30g
	脱脂奶		55kcal	蛋白质含量 2.5%~3%；脂肪含量<0.5%(脱脂液态奶)
水		200~250ml	0	

　　1 份主食规定为 50g 的生大米或面粉,或 100g 的土豆,或 85g 红薯。做熟后,1 份米饭(100g)用 3.3 寸碗(标准碗)盛好后为半碗;1 份馒头(80g)约为成年人中号手拳头大小;土豆红薯含水量高,1 份生土豆或红薯切块放标准碗约大半碗。

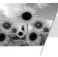

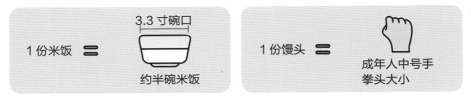

　　1 份蔬菜指按可食部生重计算的 100g 蔬菜。像菠菜和芹菜,可以轻松抓起的量大约就是 1 份。新鲜青菜、菠菜等叶菜类洗净切过后,双手一捧的量约为 100g,烫熟之后,只剩半碗多。

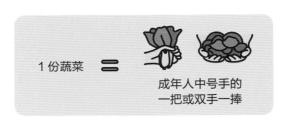

　　1 份水果指 100g 可食部的水果,可以提供 40~55kcal 能量。香蕉、枣等含糖量高的水果,一份重量较少。瓜类水果水分含量高,一份的重量大。

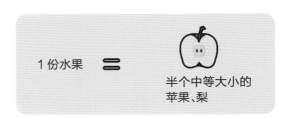

　　1 份肉指 50g 肉类(包括猪肉、鸡肉、鸭肉、鱼肉等),相当于中等身材成年人手掌心(不包括手指)的大小及厚度。考虑到鱼骨等不能吃的部分,带刺的鱼段(65g)比鱼肉的量要多一些,约为整个手掌大小;虾贝类脂肪较少,1 份为 85g。

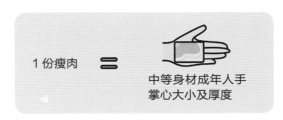

1 份鸡蛋(50g)比乒乓球略大一些。市场上常见的鸡蛋重量为 50~60g,偏小一点的 40~50g,偏大一点的 70~80g。

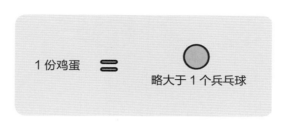

1 份大豆(20g)相当于中等身材成年人单手捧起的量。大豆制品按每份含 7g 的蛋白质进行换算,相当于 45g 豆干(约半小碗豆干丁),400ml(2 杯)豆浆。

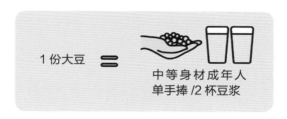

1 份奶类指 200g(1 杯)牛奶或 250ml(2 盒)酸奶。奶制品按含 7g 蛋白质来进行换算。奶酪水分含量低,1 份为 25g。

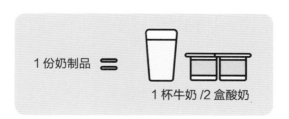

1 份坚果指 10g 坚果种子的可食部分,1 份葵花子、花生仁大约为中等身材成年人单手捧起的量。

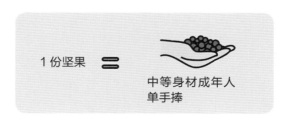

1份油脂可以按照1勺(10g)计算,提供90kcal能量。

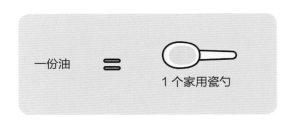

二、减盐

1. 成年人一天吃多少食盐合适

成年人每人每天食盐摄入量以不超过6g为宜。慢性病高风险人群血压水平为130~139/85~89mmHg,接近高血压患者血压水平,建议每天食盐摄入量为3~4g。

2. 为什么要减盐

食盐摄入过多与患高血压密切相关,高盐饮食者常在不知不觉中罹患高血压。高血压是"无声杀手",长期血压偏高会大大增加冠心病、脑血管病和肾病的发病风险。

3. 如何估算每天食盐的摄入量

(1)用总用盐量估算:新购买的一袋食盐,记下开封第一次食用的日期和吃完(最后一次食用)的日期,计算出食用的总天数,用所吃食盐总量(目前市场销售食盐常规包装为每袋350g)除以食用天数,再除以家中就餐人数,就可得出粗略的人均食盐摄入量。

(2)使用限盐罐估算:将一定量的食盐放入盐罐(最好是估算的一周用量),每天炒菜只从该盐罐中取盐,记录每天、每顿在家吃饭的人数,待盐罐里的盐食用完后,计算每人每天用盐量。

4. 如何减盐

(1)使用限盐勺、限盐罐:现在家庭人数少,建议炒菜用1g或2g盐勺取盐,可以根据习惯,早餐用量少一些,中餐、晚餐多一些,每天总量控制。可以炒菜前按每天或每顿家庭总用量将盐放入限盐罐,炒菜时从盐罐的小孔散盐,一天用完即可。若没有限盐勺、限盐罐,可以使用啤酒瓶盖估算盐量(未去掉胶垫的啤酒瓶盖,一平盖大约4g食盐,装满并冒尖大约6g食盐;去掉胶垫的啤酒瓶盖,一平盖大约4.5g食盐,装满并冒尖大约6.5g食盐)。

建议居民在减盐之初使用限盐工具,待养成清淡饮食习惯后,不使用工具也可以很好地控制食盐摄入量。

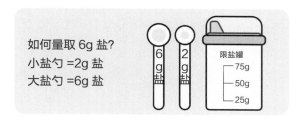

（2）适量使用酱油、酱等含盐高的调味品:限制盐的摄入,不能忽视高盐调味品的控制。10ml酱油（1瓷勺）相当于1.5g食盐,10g黄酱含盐1.5g,10g味精相当于2.1g食盐,10g红腐乳相当于0.8g食盐。喜欢用酱油和酱做菜的家庭,应酌量减少烹调用盐,以保证每人每天盐的总摄入量不超过6g。目前,市面上有一些低钠盐和低钠酱油出售,其钠含量比普通盐和酱油低,无肾病的人可以选择使用。

（3）少食各种咸菜、盐腌食品和高盐加工食品:咸菜、酱菜、香肠、火腿、方便面、速冻食品往往藏了很多"隐形盐"。50g火腿含盐1.5g,每天摄入200g火腿,就能达到一天的膳食钠摄入推荐量。因此,建议居民尽量购买新鲜食物自己制作,少选择已腌制或已加工过的食物。

小贴士

日常烹调减盐小技巧

（1）以鲜代盐:咸味不足的食物往往淡而无味,如果用葱、姜、蒜经食用油爆香后,会使菜肴变得更好吃。香菇、海米、紫菜等本身带有鲜香味,烹调时可以少放或不放盐。

（2）多放醋、少放糖:酸味可以强化咸味,多放醋就感觉不到咸味太淡,因此在菜里放点醋可以减少盐的用量。做菜时加些番茄酱、柠檬汁也可以起到同样的效果。平时可多烹调一些酸甜可口的菜,如醋熘白菜、醋熘土豆丝、西红柿炒鸡蛋等,以减少食盐用量。与醋相反,在烹调时加入糖会减轻菜的咸味,因此,要减盐的人,最好避免吃放糖的菜肴。

（3）后放盐:炒菜时出锅前放盐,凉拌菜吃前再放盐。这样,盐分未深入食品内部,但食用时可以感觉同样的咸味,从而减少食盐的用量。

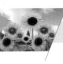

5. 巧辨食物中盐含量

加工食品和调味作料中常隐藏着盐,千万不要忽略这些"看不见"的盐。通过查看食品的营养标签,就可以知道其钠含量。一般而言,超过30%营养素参考值(nutrient reference values,NRV)的食品应注意少购少吃。

常见的高盐食品有味精、番茄酱、蚝油、酱油、甜面酱、浓汤宝、奶酪、蛋糕、面包、点心、冰激凌、薯条、汉堡、比萨、方便面、香肠、鸡腿、午餐肉等。

6. 正确认识低钠盐

市场上的低钠盐是在食盐加工过程中加入了约30%的氯化钾。因此,与普通食盐相比,低钠盐的显著特点是钾含量多,适当增加钾的摄入量可取得降血压效果。因此食用低钠盐,对防治高血压具有一定的作用。

需要注意的是,患慢性肾病、充血性心力衰竭或正在服用保钾利尿剂的患者需要在医生的指导下谨慎使用低钠盐。

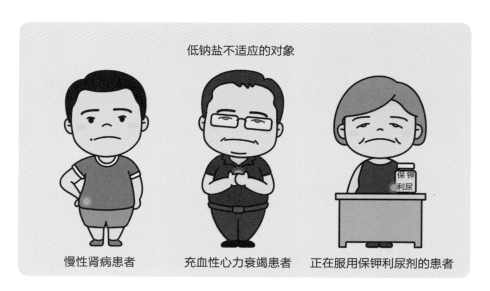

7. 为什么要补钾和如何补钾

增加钾的摄入能降低血压水平,多吃含钾多的食物可以帮助排钠。含钾多的食物有新鲜蔬菜和水果。绿叶蔬菜如菠菜、油菜等含钾多,豆类含钾也丰富,如黄豆、毛豆、豌豆。水果中含钾比较多的有苹果、橘子、香蕉等。菌类含钾丰富的有蘑菇、紫菜、海带等。山药和马铃薯含钾也很丰富。

8. 常见误区

(1)"不咸的食物含盐量肯定不高。"

有些高盐食物尝起来不咸,是因为糖或其他食物成分的味道掩盖了盐的味道。因此,我们一定要仔细阅读营养标签,关注钠或盐含量。

(2)"减盐可能对我们的健康不利。"

正常人每天摄入 2~3g 食盐,即可满足维持生命所需。我们每天从天然食物中可获得约 1g 钠,相当于 2.5g 食盐中的钠。因此,不必担心影响健康。

(3)"高血压患者已经每天服用降压药了,所以不必再选择低盐饮食了。"

高血压患者即使每天规律服降压药,仍然要注意控制膳食中的钠盐摄入量,才能有效控制高血压。

(4)"炒菜用低钠盐,就可以放开用盐了。"

低钠盐含 70% 的食盐和 30% 的氯化钾,10g 低钠盐相当于 7g 食盐的含钠量,因此,如果炒菜时不限制低钠盐的量,同样起不到减盐的目的。

(5)"少吃盐,没力气。"

对于在高温下从事体力劳动等出汗特别多的人,如果不补充盐分,可能引起低钠血症,导致无力感。这类人群应适当补充盐分,可以喝含盐饮料或汤等,菜肴可以偏咸。

三、低脂（低油）

1. 一天摄入多少烹调油合适

《中国居民膳食指南》推荐居民一天烹调油摄入量为 25~30g。对于血脂偏高、超重、血压偏高、血糖偏高的高风险人群,尤其要限制烹调油的摄入量。

2. 为何要控制食用油摄入量

食用油的营养成分相对单一,几乎全都是脂肪,属于高能量物质,过量摄入容易造成超重和(或)肥胖。因此,建议大家控制每天食用油的摄入量。

3. 如何估算每天食用油的摄入量

(1)用总用油量估算:新购买的一瓶油,记下开瓶使用和吃完(最后一次使用)的日期,计算出总食用天数,用所吃食用油量(目前市场销售食用油常规包装为一瓶5L,大约相当于4500g)除以吃油的天数,再除以家中就餐人数,就可得出人均粗略的食用油摄入量。

(2)使用控油壶估算:将一定量的食用油放入油壶(最好是估算的一周用量),每天炒菜只从该油壶中取油,并记录每天、每顿在家吃饭的人数,待油壶中的油食用完后,计算每人每天用油量。

4. 如何控油

(1)使用控油壶:可以炒菜前按每天或每顿家庭总用量将油放入控油壶,根据习惯,早餐用量少一些,中餐、晚餐多一些,每天总量控制。建议居民在控油之初使用控油壶等工具,养成清淡饮食习惯,最终实现不使用工具也可以很好地控制用油量。

(2)少食油炸食品

1)油炸食品的能量会大大增加。

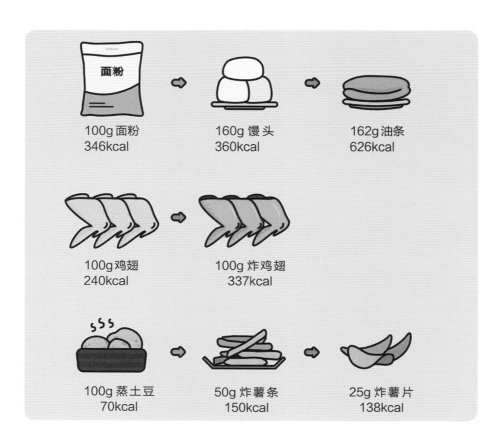

2）油炸食品可能产生有害物质：某些油脂反复高温加热，可产生具有强烈刺激性的丙烯醛、低分子碳氢化合物，刺激胃肠黏膜，诱发胆道痉挛。有血糖、血脂、血压偏高或超重、肥胖的慢性病高风险人群，更要少吃油炸食品。不饱和脂肪酸经高温加热可以产生各种聚合物（如二聚体、三聚体），不易被机体吸收。其中，二聚体可以部分被吸收，且毒性较强，动物实验显示其可使动物生长停滞、肝脾大、生育能力下降和肝功能障碍等。食物蛋白质中的色氨酸、谷氨酸加热到190℃以上可热解产生致突变性很强的杂环胺类化合物，有的甚至比黄曲霉毒素B还要强很多倍。

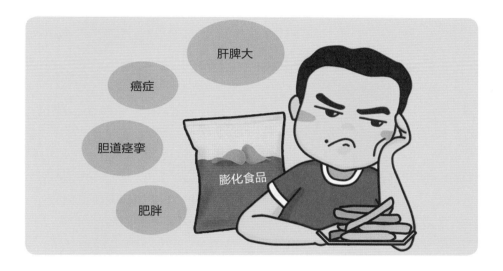

3）油炸食品的营养价值低且不易消化。高温油炸可破坏食物中的维生素，特别是B族维生素。B族维生素缺乏会导致舌炎、唇炎、口角炎等"上火"症状。

5. 如何"巧用"食用油

小贴士

"少用油"小窍门

◇ 使用带刻度的油壶来控制炒菜用油。

◇ 烹制蔬菜可以采用白灼、蒸、凉拌的方法，减少炒的频率。对于含胡萝卜素（胡萝卜、深色蔬菜等）丰富的蔬菜，为了更有利于营养素的吸收，又不增加食用油的用量,可以将其和肉类一起炒,利用肉类本身含有的丰富脂肪,促进胡萝卜素的吸收。(含胡萝卜素丰富的蔬菜用油炒过后食用,胡萝卜素的消化吸收率比生吃要高出 9 倍。但要避免放醋,以免破坏胡萝卜素。)

　　◇ 烹制动物性食材,可以用蒸、炖、煮和烤的方法代替油炸、油煎。炒肉之前,可以先用芡粉揉一下,这样炒时可以少放油。

　　◇ 用适量柠檬、辣椒等调味品,让菜色口感更丰富。

　　◇ 少吃富含饱和脂肪酸和反式脂肪酸的食物,如饼干、糕点、加工肉制品以及薯条或薯片等。

食用油所含的脂肪酸分为三类——饱和脂肪酸、单不饱和脂肪酸和多不饱和脂肪酸(表 2-2)。这三类脂肪酸各有特点。饱和脂肪酸不易被分解消耗,容易沉积在血管内,它一般存在于红肉(如猪肉、牛肉)、全乳制品、动物油、棕榈油和椰子油中。多不饱和脂肪酸极其活跃,容易被氧化,产生有害的过氧化脂质和自由基,会对人体造成伤害。它既可以降低坏胆固醇(低密度脂蛋白胆固醇)的浓度,也能降低好胆固醇(高密度脂蛋白胆固醇)的浓度。它能提供人体必需脂肪酸,主要存在于植物油、鱼类及坚果中。单不饱和脂肪酸能降低坏胆固醇浓度,维持或提高好胆固醇的浓度,是对人体最健康的脂肪酸,主要存在于花生油、橄榄油、茶油和菜籽油中。

不同植物油各具特点。因此,应当经常更换烹调油的种类,食用多种植物油,减少动物油的用量。炒菜时油温不宜过高(不要让油冒烟或起火),特别是含亚油酸、亚麻酸等多不饱和脂肪酸较多的芝麻油、玉米油等,过高温度容易产生对身体有害的物质。

表 2-2　食用油的脂肪酸组成

食用油脂	饱和脂肪酸(%)	不饱和脂肪酸(%)		
		单不饱和脂肪酸	亚油酸	α- 亚麻酸
橄榄油	15.5	71.2	12.3	1
菜籽油	13.2	58.8	16.3	8.4
花生油	18.5	40.8	37.9	0.4

食用油脂	饱和脂肪酸（%）	不饱和脂肪酸（%）		
		单不饱和脂肪酸	亚油酸	α-亚麻酸
茶油	10	78.8	10	1
葵花籽油	14	19.3	63	5
豆油	15.9	24.7	51.7	6.7
棉籽油	24.3	27	44.3	0.4
芝麻油	14.1	39.4	45.6	0.8
玉米油	14.5	27.7	56.4	0.6
棕榈油	43.4	44.4	12.1	0
米糠油	15	37	48	0
胡麻油	9.5	17.8	37.1	35.9
可可油	93	6	1	0
椰子油	92	0	6	2
猪油（炼）	43.2	47.9	8.9	0
羊油	57.3	36.1	2.9	2.4
牛油	61.8	34	1.9	1
黄油	56.2	36.7	4.2	1.3

6. 如何确认食品中是否含有反式脂肪酸

（1）查看营养标签，有些食品会标示反式脂肪酸的量。

（2）先查看配料表。如果配料表中出现"氢化植物油""植物奶油""植物黄油""人造黄油""人造奶油""植脂末""麦琪林""起酥油"等词语，需要注意，这些其实都是氢化植物油相关产品，可能含有反式脂肪酸。随着氢化植物油制作工艺的提高，含氢化植物油相关产品的食物也可能不含反式脂肪酸，但其饱和脂肪酸含量一般会比较高。

（3）原材料不酥脆，但是加工后吃起来很酥脆的食品可能含有反式脂肪酸，即便没有反式脂肪酸，其饱和脂肪酸的含量也会偏高，建议限量食用，慢性病高风险人群更应注意。

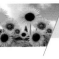

> **小贴士**
>
> ### 如何远离反式脂肪酸
>
> ◇ 多选用天然、低加工的食品。
> ◇ 学会看食品营养标签,限量食用含反式脂肪酸高的食物。
> ◇ 少吃油炸食品,少用煎、炸等烹饪方法。

7. 一天摄入多少胆固醇合适

慢性病高风险人群的风险因素之一为血清总胆固醇水平处于正常临界值。《中国成人血脂异常防治指南(2016 年修订版)》建议,每人每天总胆固醇摄入量低于 300mg。

8. 为什么要控制总胆固醇摄入量

(1)血胆固醇 1/4 是吃进去的,3/4 是自身肝脏合成的。15%~25% 的人对膳食胆固醇非常敏感,因此,血脂偏高的慢性病高风险人群应严格控制膳食胆固醇的摄入。

(2)膳食胆固醇主要来源于肥肉和内脏等动物性食物,通常胆固醇高的食物也会富含饱和脂肪酸,即饱和脂肪酸与胆固醇食物同源。因此,控制胆固醇的摄入在某种意义上也是控制脂肪的摄入,从而降低发生心肌梗死、脑卒中的风险。

9. 如何控制膳食总胆固醇摄入量

(1)多选择植物性食物:植物性食物不含胆固醇,其所含的膳食纤维、植物固醇等还可以降低膳食胆固醇的吸收。

(2)限制高胆固醇食物的摄入,尤其是动物内脏:有些人为了补充脂溶性维生素和一些微量营养素,食用一些内脏,但一定要注意控制量和频次,每个月不要超过 2 次,每次不要超过半两(25g),并选择相对胆固醇含量低、脂溶性维生素含量高的内脏,如肝脏。

(3)鸡蛋的摄入:一个鸡蛋胆固醇含量约 300mg。蛋黄中虽然含胆固醇较高,但含有丰富的铁、维生素 A 以及有助于胆固醇代谢的卵磷脂,因此,建议吃鸡蛋不要丢弃蛋黄。血脂正常的高风险人群,可以每天吃一个鸡蛋;血脂偏高的高风险人群,可以隔天吃一个鸡蛋。烹饪方法最好采取煮鸡蛋、蒸鸡蛋或水煮荷包蛋,避免煎荷包蛋。

(4)奶及奶制品的摄入：建议选择低脂牛奶、脱脂牛奶、酸奶。

常见动物性食物胆固醇含量见表2-3。

四、膳食纤维

1. 成年人膳食纤维推荐摄入量是多少

《中国居民膳食指南》推荐，成年人每天摄入膳食纤维25~30g。

2. 为什么提倡摄入膳食纤维

(1)膳食纤维虽然不能被消化吸收，但在体内具有重要的生理作用，如降低血中胆固醇和低密度脂蛋白胆固醇，降低餐后血糖和胰岛素水平，预防便秘、肥胖、糖尿病、冠心病、痛风、脑卒中、肠癌等疾病。

(2)膳食纤维对于维持正常肠道菌群具有重要作用。

3. 哪些食物含膳食纤维多

表2-3 常见动物性食物胆固醇含量

食物	胆固醇含量（mg/100g）
猪脑	3100
牛脑	2670
鸡蛋粉	2302
鸭蛋黄	2110
羊脑	2099
鸡蛋黄	1705
螃蟹子	985
虾子	896
鸡蛋	716
鸭肝	515
羊肾	515
鲜蟹黄	466
鸡肝	429
猪肝	368
海参	0

膳食纤维在植物性食物中含量丰富。豆类和全麦类食物中含量一般超过10%，蔬菜中一般含3%，水果中含2%左右。日常膳食中应做到餐餐有蔬菜、天天有水果。表2-4列出了膳食纤维含量高的食物。表2-5列出了30g膳食纤维相对应的常见食物量。可见，如果不食用一定量的豆类和全谷物食物，很难达到每天25~30g膳食纤维的要求。

表2-4 主要食物膳食纤维含量

食物名称	膳食纤维含量（g）	食物名称	膳食纤维含量（g）
魔芋精粉（鬼芋粉）	74.4	金针菜（黄花菜，鲜）	7.7
大麦（元麦）	9.9	秋葵（黄秋葵、羊角豆）	4.4
糜子（带皮）	6.3	洋姜（菊芋，鲜）	4.3
莜麦面	5.5	稻米（均值）	0.7

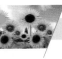

续表

食物名称	膳食纤维含量(g)	食物名称	膳食纤维含量(g)
小米(黄)	4.6	黄豆(大豆)	15.5
高粱米	4.3	全谷燕麦片	10.0
黄米	4.4	全麦面包	3.5
高粱米	4.3	玉米	14.4
小麦粉(标准份)	3.7	菜豆	14.3
大黄米(黍子)	3.5	豌豆	12.2
玉米(鲜)	2.9	全麦	12.2
甘薯	2.2	全燕麦	10.3
薏米	2.0	粳米	2.5
青稞	1.8	荞麦	10.0

表 2-5　提供 30g 膳食纤维相对应的食物量

食物名称	食物量(kg)	食物名称	食物量(kg)
大白菜	3.3	蛇果	2.2
油菜	1.5	香蕉	2.5
小白菜	1.7	西柚	3.4
西红柿	1.6	西瓜	1.21
马铃薯	2.7	粳米	1.3
冬瓜	3.4	生菜	2.9
青瓜	3.6	挂面	3.8
绿豆芽	2.3	米粉	1.9
萝卜	2.0	龙须面	2.0
燕麦	0.3	黄豆	0.2

4. 如何增加膳食纤维的摄入

(1) 主食做到"粗"和"杂":"粗"是指在主食中加一些粗粮,如糙米。"杂"是指在主食中加一些杂粮(如燕麦、小米、荞麦、玉米等)以及杂豆(如红小豆、绿豆、芸豆、花豆等)搭配食用。

表 2-6 列出了不同搭配的一碗米饭(100g 大米)的维生素、微量元素和膳食纤维含量。

表 2-6 三种搭配米饭(100g 大米)的主要营养素含量

食物	蛋白质(g)	维生素 B$_1$ (mg)	维生素 B$_2$ (mg)	铁(mg)	锌(mg)	膳食纤维(g)
100% 精米	7.3	0.08	0.04	0.9	1.07	0.4
2/3 精米 +1/3 糙米	7.50	0.19	0.06	1.09	1.39	1.43
100% 糙米	7.9	0.4	0.09	1.47	2.02	3.5

(2)多吃蔬菜、水果:蔬菜、水果和全谷类食物富含膳食纤维,是膳食纤维的重要来源。由于加工方法、食入部位及品种不同,不同食物的膳食纤维含量不同。例如,胡萝卜、芹菜、荠菜、菠菜、韭菜等高于西红柿、茄子等;同种蔬菜或水果的边缘、表面或果皮的膳食纤维含量高于中心部位。建议吃未受污染的蔬菜及水果时,应尽可能将果皮与果肉同食。

(3)如果吃水果,尽量吃全果,而不是喝果汁。

小贴士

◇ 吃全谷物。全谷物指未经精细化加工或虽经碾磨处理仍保留了完整谷粒所具备的胚乳、胚芽、糊粉层和谷皮组分的谷物,如小米、玉米、荞麦和燕麦等。杂豆类指除了大豆之外的红豆、绿豆、黑豆、花豆。

◇ "中国好谷物"遴选评审专家委员会根据谷物的营养价值特点、加工方式以及对健康的益处,参考营养成分检测报告,评选出"中国好谷物"品类前 10 名:①全麦粉;②糙米;③燕麦米/片;④小米;⑤玉米;⑥高粱米;⑦青稞;⑧荞麦;⑨薏米;⑩藜麦。

◇ 做杂粮饭、杂粮馒头时,杂粮和精米、精面的比例要因人而异、因食材而异。比如,在粮食中,小米和大黄米并不比大米难以消化,可以多放一点,但整粒的玉米、燕麦、大麦和荞麦相对较难消化,可以少放一点。一般来说,杂粮与精米、精面按 1:4~1:3 的比例搭配。

◇ 成年人吃杂粮要控制血糖反应,不一定煮得很烂;但牙齿没有长全的孩子、牙齿不好的老人或胃肠功能差的人吃杂粮,要煮得软一些,可以用压力锅煮,也可以打成糊状。燕麦粒不太好消化,可以把一小把燕麦放进豆浆机,加等量的糙米和小米,一起打成糊状,这样比较好消化,可以用来替代日常喝的白米粥,幼儿也可以喝。

五、限酒

1. 成年人饮酒的限量是多少

《中国居民膳食指南》推荐,成年人一天饮用酒的酒精量,男性不超过 25g,女性不超过 15g。表 2-7 列出了男女饮用不同种类酒的限量。

表 2-7　男女饮用不同种类酒的限量

种类	男性限量	女性限量
啤酒	750ml	450ml
葡萄酒	250ml	150ml
38 度白酒	75g	50g
52 度白酒	50g	30g
黄酒	200ml	120ml

2. 过量饮酒有何危害

(1)损害身体健康:过量饮酒轻则头晕、呕吐,重则昏迷,甚至死亡。长期饮酒,可以损伤心血管、肝脏等器官,损害大脑功能和记忆力,增加癌症的发生风险,严重者可发生酒精依赖症。

酒对肝脏来说是"毒药"。95% 的酒精由肝脏分解代谢,饮酒首先伤害肝脏。喝一两白酒,肝脏要忙碌 4~6 小时;喝三两白酒,肝脏辛苦工作一星期也难以完全将酒精分解、排出体外。在没有保护的情况下,一次过量饮酒相当于发生了一次轻型急性肝炎。长期过量饮酒对肝脏的伤害则更大,可导致酒精性肝病,即使经过救治,所造成的肝损害也无法逆转,很多患者因此埋下了肝硬化、肝癌的祸根。

(2)造成社会危害:饮酒,尤其是过量饮酒,会导致危险行为发生概率增加。例如,很多车祸、暴力行为都与饮酒有关。

(3)造成能量失衡:酒的主要成分是酒精,有的酒还含少量的糖和微量肽类或氨基酸等成分,与酒香味、滋味或加工工艺有关。1g 酒精可提供 7kcal 能量。大量饮酒除增加能量摄入外,其他营养物质摄入极少。长期大量饮酒会造成能量过剩、营养不均衡、某些营养素缺乏,影响糖、脂代谢。因此,血压偏高、血糖偏高、超重和(或)肥胖的慢性病高风险人群,一定要注意限制饮酒。

3. 如何避免过量饮酒

(1)树立对饮酒的正确态度,认识到饮酒,尤其过量饮酒的危害。

(2)在各个场合,避免出现鼓励饮酒或自身过度饮酒的情况。

4. 突然戒酒伤身的说法正确吗

很多人因为健康问题被医生建议戒酒,但不能成功戒酒,甚至以"突然戒酒反而伤身体"为理由,继续饮酒。对酒精已经产生依赖的人突然戒酒,可能会出现手抖、心慌、抽搐、呕吐等戒断症状。这并不是因为"戒酒伤身体"。此时,更应戒酒,而不是喝一点酒来缓解症状。必要时,可在医生指导下服用相应药物来缓解这种戒断症状。

六、控糖

1. 成年人每天的添加糖摄入量以多少为宜

添加糖是指人工加入食品中的单糖(葡萄糖和果糖)和双糖(蔗糖和麦芽糖),包括饮料中的糖,具有甜味特征。常见的有白砂糖、绵白糖、冰糖和红糖。成年人每天的添加糖摄入量不宜超过50g,最好控制在25g以下。

2. 过量摄入糖有何危害

添加糖可增加膳食的能量密度,导致能量过量,增加发生超重和肥胖的风险,还可导致龋齿患病概率增加。

3. 膳食添加糖主要来源于哪些食物

添加糖的主要来源有含糖饮料和包装食品(如糕点、甜点等)。此外,烹调所用的糖醋也是添加糖的重要来源。

例如,1罐(355ml)可乐饮料约含38g糖,可提供相当于近半碗米饭的能量;1瓶(1250ml)大可乐饮料所含糖所提供的能量相当于一碗半米饭的能量。

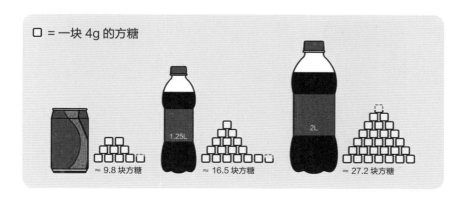

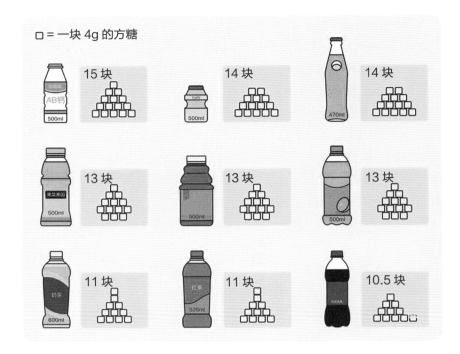

4. 如何计算含糖饮料中的添加糖含量

饮料中的碳水化合物基本上是添加糖,通过阅读营养标签中的食物成分表能轻松计算出添加糖含量。例如,某饮料营养成分表中标示碳水化合物含量为 10.6g/100ml,则该饮料的添加糖含量为 10.6g/100ml(可通过该瓶或灌饮料的总体积计算出总含糖量)。有些饮料营养成分表直接标示一份饮料的碳水化合物含量,即该饮料添加糖含量。

营养成分表		
项目	每 100 毫升	营养素参考值 %
能量	594 千焦	7%
蛋白质	0 克	0%
脂肪	0 克	0%
碳水化合物	10.6 克	4%
糖	35.0 克	
钠	40 毫克	2%

5. 如何控制添加糖摄入量

(1) 不喝或少喝含糖饮料, 多喝白开水或茶水: 多数饮料含糖量为8%~11%, 有的高达13%。由于饮用量大, 饮用者很容易在不知不觉中摄入过多的糖(超过50g糖的限量)。此外, 多饮还容易使口味变"重", 形成不良的膳食习惯, 造成超重、肥胖。因此, 建议不要多喝含糖饮料。许多人喜欢喝含糖饮料是因为白开水没味道, 而饮料的甜味或其他味道能够刺激味觉, 增加愉悦感。要少喝或不喝含糖饮料, 可以逐渐减少饮用含糖饮料或者用其他饮品(如茶)替代。茶不仅可使人在味觉上得到一定的满足, 而且有益于健康。

(2) 买饮料时看营养成分表, 选择少糖或无糖的饮料: 不同的饮料, 食物配料表中白砂糖或其他糖类越靠前, 说明该饮料含糖量越高。标注"低糖"意味着每100ml饮料中含糖量低于5%, 标注"无糖"则表明含糖量低于0.5%。一般来说, 含糖低或不含糖的饮料主要为矿泉水、纯牛奶、调味奶、纯豆浆等。乳酸菌饮料含糖量一般在15%以上, 蜂蜜含糖量通常在75%以上。

(3) 少吃甜食或点心: 市售的甜味面包、饼干在制作时要额外添加15%~20%的糖; 松软小馒头、小包子和奶黄包等制作时会额外添加5%~8%的糖。

(4) 在烹饪时应注意尽量少加糖。加糖容易掩盖盐的味道, 导致菜肴高盐高糖。

小贴士

甜味是人类最不敏感的一种味道。含糖量达到4%, 人才能感觉到淡淡的甜味; 8%以上, 才有满意的甜味。如果饮料喝起来酸甜适口, 糖分一般在10%以上。

七、营养标签

1. 什么是食品营养标签

营养标签是指预包装食品(预先包装好, 具有统一质量或体积的食品)标签上向消费者提供食品营养信息和特性的说明, 内容包括营养成分表、营养声称和营养成分功能声称。

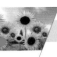

2. 营养成分表内容有哪些?

一般,营养成分表中左列为能量和各营养成分的名称,中间列为能量和营养成分的含量,一般以每100g或每100ml或每份的含量来表示;右列为该产品各营养素含量占其营养素参考值的百分比(NRV%)。

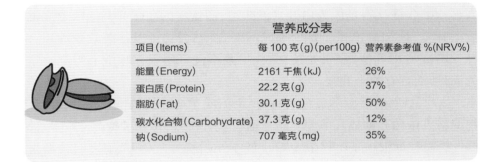

营养成分表		
项目(Items)	每 100 克(g)(per100g)	营养素参考值 %(NRV%)
能量(Energy)	2161 千焦(kJ)	26%
蛋白质(Protein)	22.2 克(g)	37%
脂肪(Fat)	30.1 克(g)	50%
碳水化合物(Carbohydrate)	37.3 克(g)	12%
钠(Sodium)	707 毫克(mg)	35%

3. 读懂营养素参考值 %(NRV%),科学认识食品营养标签

NRV% 是专用于食品标签上,用来比较食品营养成分含量高低的一组参考数值。营养素在不同食物中含量不一样,人体需要量也不一样,很难从数字表面看出食品中某一种营养素的高低,而以百分比来表示,则很好理解。比如,100g 某种食物中的脂肪含量为 13.0g,经计算占脂肪营养素参考值的百分比为"22%",即可以认为吃 100g 该种食品,可以满足一个成年人一天脂肪需求量的 22%。能量和其他营养成分依此类推。

4. 为什么有的营养标签上写能量或某些营养素含量为 0

营养成分含量低于某一个界值时,由于其对人体没有实际营养意义且数值的准确性较差,必须标示为"0"。例如,100g(或 100ml)食品中能量≤17kJ,蛋白质≤0.5g,脂肪≤0.5g,碳水化合物≤0.5g,钠≤5mg,都标示含量为"0"。

5. 为什么要看营养标签

居民可参考营养标签比较不同的食物,并根据个人膳食和健康状况需要做出选择。例如,血糖偏高者查看食物的糖含量,可以判断其是否符合医生或营养师的膳食建议。

6. 如何通过营养标签合理选购食物

慢性病高风险人群的主要健康问题是血压高、血糖高、血脂高和肥胖,建议选购食物时,主要关注营养成分表中能量、脂肪和钠三项内容。

- 买熟肉制品,重点关注脂肪和钠含量(尤其钠含量不宜过高)。
- 买腌制品,主要关注钠含量。
- 买饼干,看总能量或脂肪含量比较重要。
- 买饮料,需要看能量,最好选择标示为"0"的。

无论哪种营养素,均要看营养成分表中的 NRV%,计算这份食物对全天需要量的贡献,并综合考虑其他食物选择,以满足总体需要。

八、控制食欲

血糖偏高、血压偏高、血脂偏高的慢性病高风险人群往往需要控制体重,在减重后,血糖、血脂、血压往往可以降低或达到正常水平。少吃和多动是减肥成功的基础。控制食欲往往是减少摄入量的关键。那么,如何控制食欲呢?

1. 用小号餐具

有研究发现,对于受试者来说,用不同大小的盘子盛菜,多盛 20% 和少盛 20% 很难区分开来;在允许自由添饭的情况下,盘子里一次盛的东西越少,人们吃得数量也就越少。因此,要想控制食量,盛饭的盘子和碗都要小,而且每次盛取少量。

2. 选择饱腹感高的食物

体积大、含纤维多的食物,更容易让人感觉饱。这里所说的饱腹感高,不是按体积和重量来比较,而是按食物中所含能量来比较。例如,以下食物同样可提供 100kcal 热量:大白菜约 500g,全脂牛奶约 170g,熟米饭约 85g,主食面包约 35g,酥脆饼干约 20g,炒菜油约 11g。

饱腹感高的食物具备以下特征:

(1)脂肪和糖含量低:同样体积的食物,添加脂肪和糖都可降低饱腹感,并且会促进食欲。

(2)蛋白质含量高:蛋白质可促进体内多种饱腹感相关激素的释放,增加饱腹感。

(3)纤维含量高:能够吸水膨胀,扩大食物体积,延缓胃排空速度。

(4)咀嚼性好:可以延缓进食速度,从而获得更强的饱腹感。

总的来说,低脂肪、高蛋白、高纤维的食物具有较强的饱腹感,营养价值也较高。

此外,水分高、体积大的食物可以让胃里提前感受到"满",比如喝八宝粥、吃大量少油的蔬菜或水果,都比较容易让饱的感觉提前到来。相比较而言,吃含"干货"多的食物,比如葱花酥饼、油条、饼干、馒头干等,不利于控制食欲,因为它们水分少、体积小而热量高,达到胃里有"胀满"感觉时,已摄入较多热量。

3. 饭前半小时,先喝点液体食物

在饭前半小时喝水、牛奶、豆浆、没有油的汤羹等液体食物,能够减轻餐前饥饿感,降低自由进食所摄入的能量,并可以在餐后几个小时之内维持较好的饱腹感,使人不易提前感觉饥饿,是控制食欲的好方法。

4. 先吃蔬菜,后吃饭

用餐时,先吃热量低、纤维多、水分大的食物(如绿叶蔬菜),再吃其他食物,就不容易吃过量了。如果先吃油大、干货多的食物,没等到胃有胀满感觉时,热量摄入就已经超了很多。先吃蔬菜,后吃饭的饮食习惯对于血糖偏高的慢性病高风险人群控制血糖尤其重要。

5. 每餐都有高蛋白食物

要想控制食欲,必须摄入优质蛋白质(鱼、肉、蛋、豆制品等),配着淀粉类食物一起吃。很多减肥者说吃杂粮粥、蔬菜后容易饿,是因为他们没有摄入足量优质蛋白质,并且主食摄入量严重不足。

6. 放慢进食速度,多咀嚼

通过多咀嚼,给胃肠反应的时间,能够帮助消化,减轻胃肠负担,并且提高饱腹感。胃肠能分泌与食欲有关的激素。血糖升高会给大脑带来饱的信号。如果吃得太快,食物来不及充分吸收,大脑不能及时得到饱的信号,等到感觉胃里饱胀时,往往摄入能量已过高,不利于控制食量。

7. 按时进餐,保持食量稳定

不要多一餐少一餐、饱一顿饿一顿,也不要到了吃饭的时间还扛着不吃饭。只有规律进食,身体才能感觉食物供应很有保障,不会使食欲疯狂上升,控制饱腹感的能力也会比较精准。

如果不小心,某一餐摄入的能量超过了身体的需要,千万不要在下一餐饿着,而应按时就餐,但可以少盛一点食物,仔细体会饱感(通常,上一餐吃多了,下一餐会提前感觉饱),然后通过增加运动来消耗多余的热量。这样,过一两天就可恢复了。

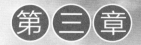

身体活动

一、什么是身体活动

身体活动是指骨骼肌收缩产生机体能量消耗增加的活动。进行身体活动时,心跳、呼吸加快,循环血量增加,代谢和产热加速,这些反应是产生健康效益的生理基础。身体活动对健康的影响取决于活动方式、强度、时间和频度。适量的身体活动有益于健康。身体活动的原则是:动则有益、贵在坚持、多动更好、适度量力。

小贴士

◇ 平常缺乏身体活动的人,如果能够经常(每周 3 次以上)参加中等强度的身体活动,其健康状况和生活质量都可以得到改善。

◇ 强度较小的身体活动也有促进健康的作用,但产生的效益相对有限。

◇ 适度增加身体活动量(时间、频度、强度)可以获得更大的健康效益。

◇ 不同的身体活动形式、时间、强度、频度和总量促进健康的作用不同。

二、身体活动分类

身体活动有多种分类方法,通常按日常活动、能量代谢、生理功能和运动方式分类(表 3-1)。

表 3-1　主要身体活动分类

分类	内　容
日常活动	职业性身体活动、交通往来身体活动、家务性身体活动、运动锻炼身体活动
能量代谢	有氧运动、无氧运动
生理功能和运动方式	关节柔韧性活动、抗阻力活动、身体平衡和协调性练习

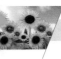

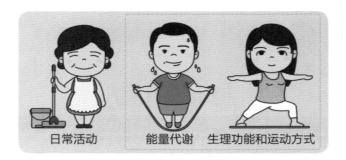

日常活动　　能量代谢　生理功能和运动方式

小贴士

有氧运动与无氧运动

◇ 有氧运动是指人体在氧气供应充足的条件下,全身主要肌肉群参与的节律性周期运动,如健走、慢跑、骑功率自行车、登山/爬楼梯、游泳等。

◇ 无氧运动是指肌肉在"缺氧"状态下高速、剧烈地运动。无氧运动大部分是负荷强度高、瞬间性强的运动,所以很难持续长时间,而且疲劳消除的时间也慢。

三、运动金字塔

如同膳食宝塔一样,运动金字塔给出了身体活动的建议。

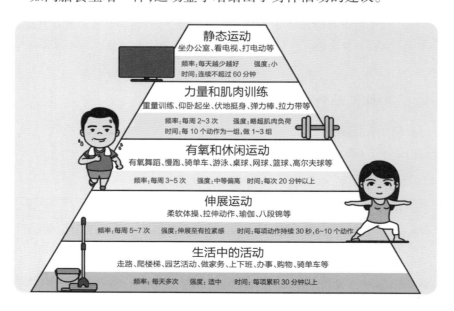

生活中要尽量减少静态活动(包括看电视、玩电脑等),最好坐 1 小时就起来活动一下。比如上班族,可以规定自己每次上完厕所回来后站 3 分钟或做一组伸展运动。

四、如何选择适宜的运动

适宜的运动应遵循"1141"原则,即 1 个基础、1 个靶心率、4 个适合和 1 个根本。

1. 1 个基础

有氧运动是运动干预的基础(运动金字塔第三层)。运动干预中的有氧运动,需要达到一定的运动强度、频度和持续时间以及规定的靶心率。

2. 1 个靶心率

靶心率是指运动时需要达到的目标心率,是判断有氧运动效果的重要指标。在靶心率范围内做运动,效果最理想,危险性也最小。需要注意的是,如果正在使用药物,则必须先咨询医生,因为有些药物会增快或减慢心率。

靶心率简易计算方法

直接最大心率百分数法

靶心率 =(220 - 年龄)×(60% ~85%)

例如,一名 60 岁男子,锻炼时的心率范围:靶心率 =(220-60)×(60% ~85%)=96~136 次 / 分

储备心率法

储备心率 = 最大心率 - 安静时心率

靶心率 = 储备心率 ×(0.50~0.75)+ 安静时心率

假设上述男子安静时心率为 78 次 / 分,则:靶心率 =(220-78)×(0.50~0.75)+ 78=149~184.5 次 / 分

3.4 个适合

（1）适合的运动方式：对于绝大多数体育运动项目来说，只要选择好节奏，调整好运动量，都可以作为有氧运动。有氧运动项目的选择，宜以周期性运动项目为主。常见的有氧运动项目有步行、跑步、跳绳、骑车、划船、登山、游泳、爬楼梯、跳舞、健身操、扭秧歌、抖空竹、踢毽子、打太极拳（剑）、小运动量球类运动、部分全民健身器械（健骑机、椭圆机）锻炼等。

（2）适合的运动量：适宜的运动强调运动量尺度的把握，可以用"异样感觉，切莫放过"概括。运动干预以自身不出现痛苦的感觉或主观感觉用力有点吃力为界限，这一点对高风险人群尤其重要。在运动中，只要出现不舒服的异常感觉，如憋气、胸闷、胸痛、头晕、头痛、眼花等，就要减少运动量或马上停下来，并及时就诊，弄清原因后，再确定能否继续运动。

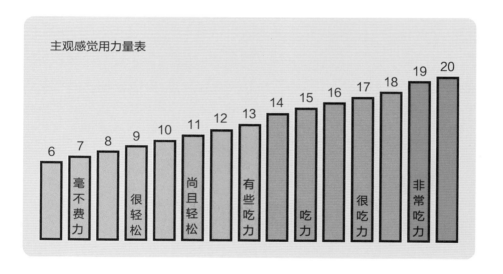

主观感觉用力量表

（3）适合的时间：每个人外出运动的具体时间，可以根据季节、气候、身体反应及作息习惯，灵活安排。如果选择晨练，应等天亮、气温升高、污染物扩散后，再开始运动。另外，每次的运动时间，可以从10分钟开始，以后按照5~10分钟的递增量，循序渐进地增加到1小时左右为佳。运动频率为隔天或每天运动1次，每周不少于3次。只要没有身体不适，就要尽量坚持，这样运动干预的效果才能得到较好的巩固和提高。

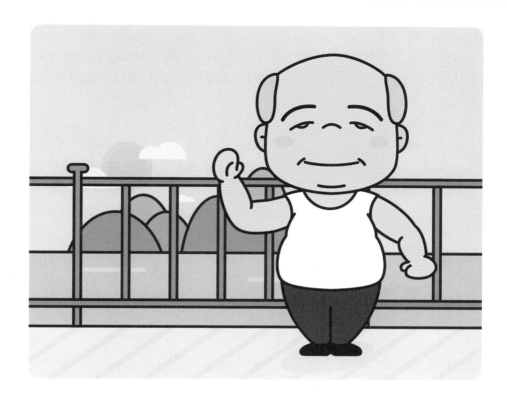

（4）适合的环境：只要天气条件允许，最好走出家门，走进大自然，到绿树丛中，到江河湖海之滨或楼宇间的空地等自然环境中运动，可充分享受大自然的温馨，更有利于身心健康。

4. 1个根本

运动干预的根本目的是健康水平和生活质量的提高，应以此衡量运动干预的成效。高风险人群应注意多向医生反映运动情况，将运动后的实际反应和结果告知医生，以进行后续的评估与修正，这样才能真正设计出最适合自己身心整体状态的运动处方。

五、运动强度自我评价

运动强度是运动健身方案中最重要的内容。一般认为，中等强度的运动量较为适中。运动强度过小，达不到对身体的刺激强度，达不到明显的健身效果；运动强度过大，不仅对运动健身无益，还可能造成运动损害。评价运动强度是否合适，测试运动时心率是最常用的指标，其他方法还包括谈话测试、打分法自我评估等。

1. 心率

中等强度的有氧运动可以使运动时的心率达到靶心率。心率可以通过测量脉搏获得,有条件者可以选用穿戴式设备(如运动手环等)来监测运动时心率。

2. 谈话测试

一边做运动,一边与他人交谈或高声地自言自语。如果运动时微微出汗,但能够说话(可能会有稍许气喘),说明呼吸顺畅,此时运动强度适中。

3. 打分自我评估

以 0~20 分来划分运动的辛苦程度,0 分表示毫不吃力,20 分表示非常辛苦(该强度下的运动最多只能做 30 秒)。打分在 3~5 分的运动强度比较适中。

六、科学健走

1. 生命在于运动,健走促进健康

缺乏身体活动是造成人类死亡的第四位危险因素。"健走"不受年龄、性别、体力等方面的限制,是一种简便易行、适合不同人群的有氧身体活动。健走对高血压、高血脂、糖尿病、骨质疏松等诸多慢性病有预防和辅助治疗作用。

2. 健走不是散步,运动强度很重要

健走是介于散步和竞走之间的一种中等强度的运动方式。当达到微微气喘、心跳加快,但还能说话交流的状态时,能量消耗是普通走路的 10 倍以上。建议每次健走 30 分钟 ~1 小时,或者每次至少 10 分钟,每天累计 30 分钟以上。

3. 运动要适量,日行万步为宜,长期超量有风险

仅以步行作为运动方式的普通成年人,建议每天步行总量 8000~13 000 步,其中健走 5000~8000 步,日常生活步行 3000~5000 步。过度健走可能造成腿部关节的慢性劳损,应避免大运动量的进行单一方式的锻炼。结合健走进行力量、柔韧等练习,使身体得到全方位锻炼,既是健走的有益补充,也能一定程度避免运动损伤的发生。慢性病或肥胖症患者须在医生或专业健身教练的指导下进行健走。

4. 坚持是关键,充分利用碎片化时间累积健康效益

可灵活安排健走场地,充分利用碎片时间,坚持完成每天健走任务,

累积运动带来的健康效益。

5. 重视运动前后的热身与放松

健走前要进行 5~10 分钟热身,活动关节、拉伸肌肉、预热身体,避免损伤。健走结束时进行 5~10 分钟整理活动,促进恢复和减缓肌肉酸痛。

6. 挑选合适的鞋和服装,积极应对极端(或特殊)天气

选择软硬适中的运动鞋、舒适速干的衣物穿着,并注意运动后保暖。应避免在严寒与高热条件下进行长时间的健走运动。雾霾天气需要做好个人防护或在室内进行。

7. 健走期间注意吃动平衡

人体能量代谢的最佳状态是达到能量摄入与能量消耗的平衡,体重变化是判断一段时间内能量平衡与否的最简便易行的指标。健走运动会刺激食欲,运动后应注意控制能量摄入,特别是高脂肪食物的摄入。健走时应每 15~20 分钟饮水 150~200ml;如果持续健走时间超过 1 小时或出汗较多,则可在运动中和运动后适量饮用运动饮料。

8. 结伴而行,体会运动带来的欢乐

找志趣相投的"小伙伴儿"一起健走,心情更加愉悦;互相鼓励,使健走更可持续;搭伴而行,遇突发状况可有所照应。

建议并呼吁城市管理部门为公众创造适于健走的条件,机关及企事业单位等应鼓励员工积极参与健走等身体锻炼,促进全民健康。

小贴士

特殊人群健走注意事项

遵医嘱,做防护,搭伴行。

高血压、糖尿病、心脑血管疾病患者以及肥胖人群、老年人等特殊人群进行健走应根据自身状况,遵照医嘱制订运动计划,并在过程中采取必要的安全措施。同时,建议上述人群外出锻炼应做充足的准备和防护措施,并搭伴而行,避免在人流稀少的区域独自健走,以便及时应对突发状况。

9. 糖尿病患者:加强保护,贵在坚持,不过量

在用毕三餐约 1 小时后均进行 20~40 分钟的适量运动,有助于控制血糖水平。在清晨起床后空腹状态下进行体育锻炼不可取,容易发生低

血糖和急性心脑血管疾病。糖尿病患者应重视运动前的血糖情况,可适当进食或在运动中携带糖块,以免发生低血糖。随身佩带糖尿病患者信息卡和急救卡,以便出现意外时他人能够给予救治。糖尿病患者多伴有外周神经病变,对伤痛不敏感,因此不要赤足行走。健走前、健走中和健走后不建议饮用含糖饮料或运动饮料,否则易导致血糖过高。健走后,要仔细检查双足,尤其是趾间、足底、足跟处,有无受压、红肿、血疱、水疱甚至肿胀等情况,一旦发现问题须及时就诊。糖尿病患者应控制运动量,过量健走易发生关节水肿等症状,造成运动受限,增加血糖控制难度。

10. 骨关节疾病患者:活动有益,注意禁忌

适度活动可缓解关节不适,有助于保持和改善关节功能和结构,改善生活质量。关节的软骨组织没有血液供应,其新陈代谢依赖于关节活动,即通过关节活动促进关节液的流动和代谢物质的交换。因此,提倡和鼓励骨关节病患者咨询专业医生,根据个人情况合理制订运动计划,适量运动。有骨关节疾病的人,健走时应注意膝关节与脚踝的保护、运动的强度与时间,根据情况使用健走杖等辅助工具;若出现持续疲劳、无力感加重、关节活动范围受限、关节肿胀加重和运动后 1 小时疼痛不消失等症状,应暂停健走或运动计划。关节病变处于重症发作期时,应减少或避免骨关节的活动,减轻负荷。

以下情况为骨关节病患者运动禁忌:①剧烈运动;②关节稳定性差者进行大量重复性活动;③过度伸展;④风湿性关节炎患者在早晨运动。

11. 肥胖人群:量力而行,防止关节损伤

肥胖人群的健走强度不宜过高,建议采用中低强度,也可间歇变换为短暂的中高强度,加速脂肪的消耗。健走时应适当增加摆臂幅度和频率,可采用"中轴扭转"的方式,增加腰腹的锻炼。严重肥胖者健走易发生膝关节损伤,建议使用健走杖,并注意适度适量,以保护膝关节。健走运动会增加食欲,肥胖人群应注意合理控制饮食,防止体重增加或反弹。

12. 高血压人群:循序渐进、量力而行

高血压人群应特别注意遵循循序渐进原则,逐步增加健走强度和运动量,以达到最佳的降压效果。健走前要做轻度热身运动,如伸展、下蹲运动。健走中要时刻注意身体情况,如果感到胸痛、胸闷、心悸、呼吸困难等,应立即停止运动,并采取相应的措施。在热身、健走的过程中,尽量避免头部低于腰部、憋气或用力等情况。健走结束时要缓慢停止。若

停止后出现头晕、胸闷、气短、食欲下降、次日疲乏等症状,说明有可能运动量过大,应调整强度。若减少运动量后,仍出现不适症状,应停止运动,必要时可去医院就诊。若身体条件允许,可以在每天健走中适当增加小强度的力量练习和柔韧性练习。

七、运动损伤预防和处置

运动有助于健康,但运动也存在风险。运动中的常见风险包括骨骼肌的损伤(如跌倒、扭伤、肌肉拉伤等)、心血管事件等。

运动导致的心血管事件是重要的运动安全事件。心血管疾病风险因素包括心血管疾病家族史、吸烟、高血压、糖尿病前期、血脂代谢紊乱、肥胖、静坐/少动的生活方式、年龄大、酗酒等。心血管疾病风险因素越少,运动中出现心血管意外的可能性就越小。一般建议男性超过 45 岁,女性超过 55 岁,有高血压、高血糖、高血清总胆固醇风险的人群,在进行剧烈或高强度运动前,应做医学检查,或进行运动强度测试(具体建议咨询临床医生或运动能力测试专业人员)。

(一)一般性运动注意事项

1. 穿着宽松、舒适,最好选用运动健身服装和运动鞋。

2. 穿戴必要的运动保护用具。

3. 选择合适的运动时间,不在过冷、过热环境中锻炼健身。

4. 感冒和发热后要在症状消失至少 2 天以后再进行运动。

5. 运动前做准备动作,运动后做整理动作。

6. 饱餐后不做剧烈运动。

7. 运动后避免马上用冷水或过热的水洗澡,避免吸烟、饮酒。

8. 避免一个人单独运动。

(二)常见运动损伤处置

1. 运动性肌肉痉挛

运动性肌肉痉挛是指在运动过程中,由于各种诱因导致肌肉不自主地强直收缩,也就是我们常说的"抽筋"。在体育运动中易发生痉挛的部位是小腿后侧的腓肠肌,其次是足底的屈踇肌和屈趾肌。

(1)发生原因:主要有长时间剧烈运动、大量出汗、肌肉紧张、缺钙和寒冷刺激等。

(2)处置:向肌肉收缩的相反方向做缓慢、持续性伸展和拉长痉挛的

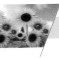

肌肉。例如,小腿后侧肌群发生痉挛时,可以伸直膝关节,勾起脚尖,向上伸展,以促使痉挛缓解和消失,疼痛消失后可进行按摩。处理时要注意保暖,伸展时要用力均匀、缓慢,以免造成肌肉拉伤。

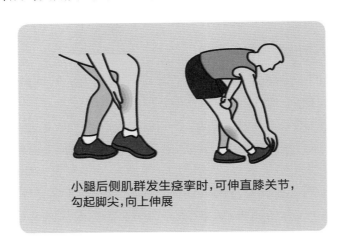

小腿后侧肌群发生痉挛时,可伸直膝关节,勾起脚尖,向上伸展

（3）预防:运动前应做充分的准备活动。对于容易发生痉挛的肌肉,可事先做适当的按摩。冬天在户外运动要注意保暖。夏天进行剧烈运动时应注意补充盐分、电解质、水及维生素等。

2. 运动性腹痛

运动性腹痛是体育活动中较为常见的一种症状,可出现局限性疼痛或全腹疼痛,疼痛程度与运动强度、运动量大小有关。

（1）发生原因:身体状态不佳、精神紧张、准备活动不足、饮食不当等均有可能引起运动性腹痛。

（2）处置:发生运动性腹痛时,首先不要紧张,其次应降低运动强度,如减慢速度,及时调整呼吸节奏,加深呼吸。条件允许情况下,应立即停止运动,做手臂向后向上的背伸动作以拉长腹肌,或进行腹部热敷。若通过上述处理,腹部疼痛仍然没有好转,应及时到医院做进一步诊治。

（3）预防:合理膳食,运动前不宜吃得过饱及饮水过多;运动应该在饭后约 1 小时以后进行;运动要依照循序渐进原则,并做好准备活动;运动中注意呼吸节奏的调整。

3. 踝关节扭伤

（1）发生原因:主要有参加体育活动较多,踝部力量较弱等。踝关节扭伤发生后可迅速出现扭伤部位疼痛,随后出现肿胀及皮肤淤斑。严重者患足因为疼痛肿胀而不能活动。

（2）处置：发生扭伤后，在条件允许的情况下，应马上采取冷水冲、冰敷等措施，时间 5~20 分钟，依自身忍耐程度而定。在扭伤后的 24 小时内，可每隔 2 小时使用一次冰敷。急性踝关节扭伤通常采用保守治疗，损伤初期的处理应遵守"RICE"原则，即休息（rest）、冷敷（ice）、加压包扎（compression）、抬高患肢（elevation）。

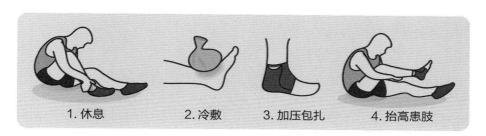

1. 休息　　　2. 冷敷　　　3. 加压包扎　　　4. 抬高患肢

（3）预防：在运动前要做充分的热身准备活动；如果存在踝关节不稳情况，运动时可佩戴护具限制关节的过度活动；可利用弹力带加强踝关节力量练习。

4. 肌肉挫伤和拉伤

（1）发生原因：日常生活和体育活动中，都可能发生肌肉的挫伤和拉伤。肌肉损伤多是由于受到外力或肌肉被过分牵拉所造成的。肌肉挫伤通常发生在接触性活动中，如用力过猛可能导致手指关节的挫伤；肌肉拉伤多发生在跑跳活动中。

（2）处置：肌肉损伤可能伴有皮肤表面的伤口和出血。在发现皮肤伤口时，应立即采取止血、防止伤口污染及消毒包扎等处理。肌肉的挫伤和拉伤是肌肉内部的损伤，因此即刻的处理措施应包括制动、冰敷、加压包扎和抬高患肢，目的是减少血肿形成。在进行加压包扎后，可以使用冰块进行冰敷，每次敷 15~20 分钟，每隔 2 小时再冰敷一次。不可随意按摩，否则会加重血肿。如果损伤较为严重，应及时至医院治疗。

（3）预防：慢性病高风险人群在进行身体活动时，应了解各类运动的规则和运动项目可能带来的危险，并使用保护性器具。如在进行足球活动中，应避免出现危险动作，避免使自己或同伴受伤，并使用护腿板等护具，减小受伤的风险。在剧烈运动前，要充分做好准备活动，尤其是结合练习的部位做热身活动。

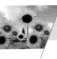

八、常见运动误区

1. "体力劳动者不用运动。"

体力劳动不能代替体育运动。不论哪种体力劳动,身体常常只能按照某种固定的姿势来活动,只有参加活动的那部分骨骼、肌肉能够得到锻炼,其余部分则得不到锻炼,负担过重的肌肉还容易出现疲劳,发生劳损。劳动之余开展适当的体育运动,不仅可以实现全身锻炼,还有助于消除体力劳动造成的局部疲劳。

2. "生病了也要坚持锻炼。"

患了感冒或者身体不适时,应暂停身体活动,或者减少运动量。否则不利于疾病康复,甚至会加重病情,延长病期。如果在运动中出现眩晕、胸闷、胸痛、气短等症状,应立即停止一切活动,必要时应向周围人求助或者拨打急救电话。中老年高风险人群尤其应注意,避免因运动诱发猝死。

3. "跑步是万能的,可以替代其他运动方式。"

仅仅跑步并不能够满足身体锻炼的全部需求。慢跑属于有氧运动,对心肺功能很有好处,并且能够消耗大量的热量,有助于减脂肪。但慢跑也是一项重复性很高的运动,身体机械地重复着单一的动作,有可能给某个关节或某块肌肉带来负担和伤害。应该尝试交叉训练,也就是在跑步以外搭配其他种类的运动。例如,周一跑步,周三游泳,周四在健身房使用椭圆跑步机,周六进行重量训练。

4. "只要是锻炼,什么形式都行。"

做运动应根据身体条件量力而行。例如,膝关节有骨性关节炎及退行性改变者,不适合爬山、爬楼梯、深蹲等活动;高血压、心脏病患者不适宜进行过于剧烈的运动。慢性病患者做高强度运动前应咨询医生。

5. "一开始锻炼就采取大运动量、大强度的锻炼方式。"

身体活动的强度应该逐渐增加。从低强度、短时间、简单动作开始,让身体逐渐适应运动强度,半个月后再逐渐增加运动强度和运动时间,动作也要由易到难。如果突然开始高强度运动,身体难以适应,会出现严重的疲劳感,引发运动损伤,难以坚持长期锻炼,甚至发生心脑血管意外。

6. "运动中大量饮水或忍着不喝。"

运动过程中有口渴的感觉,甚至喉咙发干,说明身体已处于缺水状态,应该及时补充水分。运动中的补水原则是:主动饮水,不要等到口渴时再饮水;饮水应少量多次,每次喝 2~3 口水,水不能太凉。

运动中不宜一次大量饮水,否则会增加心脏和肠胃负担,造成运动中腹痛等不良影响。如果运动量小、出汗少,喝温水就好。如果运动量大、出汗多,可补充含钾、钙、钠、镁等电解质的运动饮料。

7. "进行器械锻炼时,把所有器械都做一遍才算得到锻炼了。"

没有必要每次健身都把器械一个不落地做一遍。那样既占用很多时间,又可能由于突然运动量过大、过强,引起全身酸痛,使正常锻炼难以坚持。正确方法是请健身指导员或根据自己的情况,制订一个最佳锻炼方案,有计划地实现健美 / 健身目标。

8. "运动会加速膝关节退化。"

随着年龄增长,膝关节会发生退行性变,这是自然现象,不应因此完全停止运动。人不运动容易患骨质疏松症、肌肉萎缩,身体也会缺乏敏捷性和协调性,体能下降。膝关节有病变的人应尽量减少负重、长距离行走、长时间站立,也不宜练习跑跳、深蹲等。最好选择对膝关节没有损伤的运动,如游泳、骑车、散步、垫上动作等。

9. "剧烈运动后不做整理放松动作就休息。"

剧烈运动时人的心跳会加快,肌肉毛细血管扩张,血液流动加快,同时肌肉有节律性地收缩会挤压小静脉,促使血液很快地流回心脏。此时如果立即停下来休息,肌肉的节律性收缩停止,流进肌肉的大量血液不能通过肌肉收缩流回心脏,外周血液增多,可造成血压降低,引起脑部暂时性缺血,出现心慌气短、头晕眼花、面色苍白,甚至休克。正确的做法是,在激烈运动过后,应采用慢跑或有一定速度的步行作为调整活动,然后可以甩动胳膊、转转腰、抖抖腿等,促进血液的回流,使肌肉主动放松。

10. 饮酒能够缓解运动带来的疲劳。

剧烈运动后人的身体功能活跃,对酒精的吸收能力比未做运动时要高。此时如果大量饮酒会导致酒精成分更快、更多地进入血液,从而加重对肝、胃等器官的危害。此外,酒精在肝脏分解时会消耗大量维生素 B_1,加重运动后肌肉的酸痛感。

11. "周末偶尔锻炼就可以了。"

很多健身者在周末拿出许多时间集中锻炼,殊不知,这种"暴饮暴食"的锻炼方式,其后果比不运动还要差。若健身时间间隔过长,上一次锻炼的效果会消失,每一次的锻炼就等于从头开始。科学有效的做法是每周锻炼 3~5 次。

12."被动锻炼也能健身。"

许多女性没有运动的习惯,为了漂亮,选择用减脂机等仪器帮助自己运动,这种被动锻炼方式缺乏主观积极性,往往没有做好热身就开始,易造成运动伤害。被动锻炼多是局部运动,而要达到健身的效果必须是全身锻炼,因此,被动锻炼达不到运动健身的效果。

13."只要多运动,不用控制饮食。"

常喝甜饮料、吃糕点、干果(尤其能榨出油的干果)和其他热量高的食品,会将运动锻炼的成果化为乌有。要想获得持久的控制体重效果,除了进行运动外,还应从饮食上进行合理调控,做到"日行一万步,吃动两平衡,健康一辈子"。

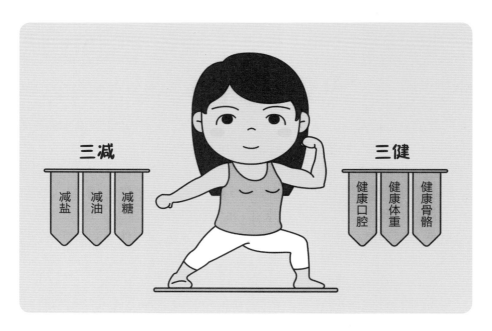

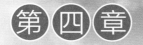

帮你戒烟

吸烟对健康的危害是公认的,吸烟同时也是一种很容易上瘾的行为。但是,由于生理、心理、社会等方面的成瘾因素共同作用,使得吸烟者容易上瘾,并且戒烟困难,戒烟后常复吸。一方面,烟草里的尼古丁可以让人平静愉悦,使人体对吸烟形成生理性依赖,即所谓的"上瘾"。另一方面,吸烟者在感到有压力、孤独、无聊或者生气时,经常会用吸烟来缓解这些不良情绪。这些不断被强化的行为最终可导致精神上的依赖,也就是产生所谓的"心瘾"。另外,在我国,敬烟、吸烟通常也被认为是人际交往的重要手段,是社交文化的重要组成部分,往往很难"推辞",这使得吸烟成瘾的原因变得更加复杂。

由于上述原因,戒烟有一定难度,只有少数人第一次戒烟就能成功,大多数人戒烟后会复吸,需要多次尝试才能最终戒烟。但是,一旦有了戒烟的决心,那么成功的大门就会向你敞开。你需要的也许是家人或朋友的一句鼓励,也许是有效的专业戒烟帮助,也许是克服烟瘾的小技巧。

下面根据戒烟的不同阶段,推荐一些有针对性的有效的戒烟方法。总体来说,戒烟的整个过程可分为思考期、准备期、行动期和维持期四个阶段。

一、思考期

1.认清戒烟原因

首先,必须清楚地认识到戒烟的原因。一个好的戒烟理由对于成功戒烟非常重要。牢记自己的戒烟原因,有助于戒烟者抵抗吸烟的诱惑。人们会因为各种原因戒烟,其中大部分原因与健康相关。趋利避害是人类的天性,在戒烟的思考期,首先需要了解的就是吸烟和戒烟会对自身和家人的健康造成的"利害"影响。

2. 吸烟的危害严重

烟草烟雾中已知含有 7000 多种化学物质,其中包括 250 种有害物质,近 70 种致癌物。烟草使用是首要的可预防死因。长期吸烟者中有一半人死于心脏病、慢性肺病及癌症等吸烟导致的疾病。每年,全世界有 500 多万人死于烟草相关疾病。吸烟可以导致肺癌、胃癌、脑卒中、心肌梗死、哮喘、慢性呼吸困难、牙周病、口腔癌等多种疾病。

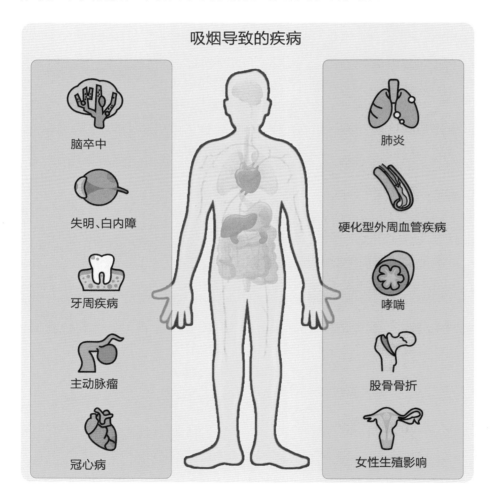

吸烟导致的疾病

脑卒中

失明、白内障

牙周疾病

主动脉瘤

冠心病

肺炎

硬化型外周血管疾病

哮喘

股骨骨折

女性生殖影响

3. 戒烟的好处

写下激励你戒烟的最重要原因,对成功戒烟非常重要。

停止吸烟后——

20 分钟:血压、脉搏降至正常水平。

8 小时：血液中的一氧化碳浓度降低，氧含量升高。

20 小时：心肌梗死的发生危险降低。

2 天：嗅觉、味觉敏感性增加。

3 个月：肺功能改善 30%。

1 年：冠状动脉硬化的发生风险性降至吸烟者的一半；由于吸烟造成的心血管发病风险下降 5%。

5 年：脑卒中（中风）的发生风险降至不吸烟者水平。

10 年以上：已患慢性支气管炎、肺气肿者死亡率降低至吸烟者的近 1/4。

10~15 年：患癌及其他各种致死性疾病的危险性可降至不吸烟者水平。

4. 树立戒烟信心

吸烟有百害而无一利，戒烟有百利而无一害。权衡吸烟的危害和戒烟的好处，有助于增强戒烟的决心和信心。戒烟的好处可以成为重要的戒烟动力。戒烟不仅可以使本人，同时也可以使朋友、家人和同事从你的戒烟行为中获益。戒烟没有一个最佳时机，不管何时开始戒烟，都为时不晚，你都会从戒烟行动中受益。

二、准备期

戒烟是一件有难度的事，戒烟过程中出现复吸是很常见的情况。很多吸烟者没有做好准备就开始戒烟，结果以失败告终。因此，应当提前做好戒烟计划，做好充足准备，做到"有备而战"，以提高战胜烟瘾、成功戒烟的概率。

以下是为开始戒烟做好准备的一些关键点：

- 记录一周的吸烟习惯，掌握自己的"吸烟特点"。
- 扔掉所有与烟有关的东西，包括烟具等。
- 开始延迟吸第一支烟的时间。
- 缩短在常去的吸烟场所停留的时间。
- 尽量保持忙碌状态。
- 避免他人在自己面前吸烟。
- 向戒烟成功的人咨询成功经验。
- 确立一个对自己来说有意义的日子，作为自己的戒烟日。
- 告诉家人、朋友或同事你准备戒烟的决定。

- 告诉家人、朋友或同事你要从哪天开始戒烟。
- 回顾自己以往的戒烟经历,从中汲取经验教训。
- 练习当别人给你递烟时的拒绝技巧,提前想好如何回答。
- 准备吸烟行为记录表(表4–1),做好吸烟记录,鼓励和鞭策自己逐步戒烟、不断进步。

表4–1 吸烟行为记录表

支数	时间	地点	和谁在一起	心情	需要程度
1					
2					
3					
4					
5					
6					
7					
8					
9					
10					
11					
12					
13					
14					
15					
16					
17					
18					
19					
20					
21					

做好吸烟记录,鼓励和鞭策自己逐步戒烟、不断进步

三、行动期

如果你做好了充足的戒烟准备,最好趁热打铁,立即正式开始戒烟行动:必须做到"广而告之",告诉家人、朋友或同事,自己已经戒烟了,使周边形成监督和帮助自己戒烟的环境氛围;可以通过签署戒烟承诺书、登记吸烟记录表等形式,进一步加强对自身行为的约束,注重承诺的仪

式感和严肃性,让自己、亲友、同事敦促自己信守承诺;戒烟开始后,可以根据实际情况不断调整自己的戒烟计划;同时,在戒烟的过程中继续向亲友、同事寻求尽可能多的支持。

正确应对戒断症状是成功戒烟的关键。

戒断症状主要由生理依赖性"上瘾"造成的。由于戒烟,身体突然缺失尼古丁,导致内循环和内分泌失衡,人会出现易怒、心烦、焦虑、急躁、心

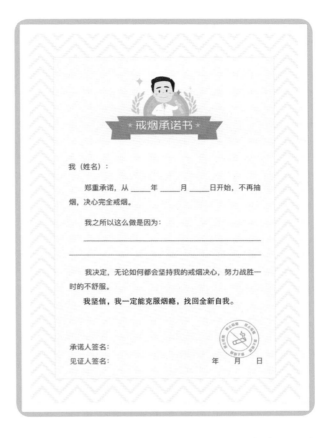

慌、注意力无法集中等"烟瘾发作"症状,严重者还会出现关节疼痛、肠胃不适。这在医学上称为"戒断症状"。这些痛苦使很多人无法坚持戒烟,极少数人靠毅力戒了烟,但容易复吸。

(1)戒断症状的特点:应对戒断症状,首先要正确认识其特点。一般情况下,戒断症状在停止吸烟后几小时内就会出现,并且在开始戒烟后的头 2~3 周持续存在,尤其是戒烟开始第一周最为严重,戒烟后 2~3 周基本消失。在这个过程中,戒断症状最强烈情况通常只会维持 3~5 分钟,此后会逐渐减弱。如果戒断症状持续 3 周以上或者非常严重,影响正常生活,则需要向医生咨询或采用戒烟药物来缓解。

(2)常见戒断症状的处理方法:积极应对戒断症状,有助于有效避免复吸,顺利度过难关。以下是常见戒断症状的处理办法:

· 体重增加:戒烟后可能会食欲增加,可以多吃一些蔬菜、水果,多喝水,但不要吃巧克力、甜点等高能量的零食,以防发胖。体重增加是很多戒

烟者遇到的共同问题。一些成功戒烟者后期因体重增加而复吸。因此从制订目标戒烟日起,就应开始注意控制饮食、增加运动,控制体重的增加。

- 吸烟的欲望:采取一些健康而有效的替代行为帮助摆脱吸烟的欲望,如深呼吸、饮水(茶)、嚼口香糖、刷牙、洗澡、慢跑等。

- 易激动,不能平静:可慢慢地深呼吸,感觉紧张的肌肉渐渐松弛;散步或适度锻炼也有一定的效果。

- 不能集中精力:停下来休息,放松一下心情。在可能的情况下,开始戒烟后,适当选择性地减少工作负担,释放一定的压力。

- 头痛:睡前做深呼吸,并在睡觉时抬高双脚。

- 疲乏,嗜睡:保证充足的睡眠,还可以增加午睡、适度锻炼、洗热水澡、用干或湿毛巾擦拭全身。

- 失眠:避免饮用含咖啡因的饮料,适度锻炼,用温水洗澡。睡前可以在床上阅读或做些缓和运动再入睡。

- 暴躁、挫折感或愤怒:暂时离开有压迫感的地方,去散步或锻炼身体;可以跟朋友或亲属诉说自己的感受;停下来闭上眼睛,做深呼吸。

记录下戒烟的过程和感受(表4-2),有助于成功戒烟。

表4-2　戒烟记录

戒烟第一周				
戒烟第一天	星期:	年	月	日
祝贺你勇敢地迈出了第一步! 让自己稍微忙碌点,做些有意思的事情来忘记吸烟。告诉自己的家人和朋友多监督自己。	心情留言			
戒烟第二天	星期:	年	月	日
为自己喝彩! 你成功坚持了一天! 有烟瘾出现的话,赶紧试试戒烟四招(深呼吸15次、喝杯冷水、扩胸伸懒腰、刷牙或洗脸),转移注意力或找别人聊聊天,也可以嚼胡萝卜、小黄瓜等。	心情留言			
戒烟第三天	星期:	年	月	日
试着将生活上的压力减到最低! 一定要找时间运动,来对抗哈欠连连、精神不济的戒断症状。建议随身携带笔和无糖口香糖,来代替吸烟的习惯。	心情留言			
戒烟第四天	星期:	年	月	日
戒烟要放松! 可以试着做些放松运动或静坐。如果你在使用戒烟药物,要按时使用,有困难时要寻求医生的帮助和亲友的支持。	心情留言			

续表

戒烟第五天	星期：　　年　　月　　日		
你的身体已经慢慢从吸烟的习惯中脱离！要记得，因为戒烟而产生的身体、心理不舒适只是暂时的。你一定要坚持！	心情留言		
戒烟第六天	星期：　　年　　月　　日		
从事一些自己喜欢的活动，如看场电影，听音乐会，请自己吃一顿或逛街买个小礼物，犒赏一下自己吧！	心情留言		
戒烟第七天	星期：　　年　　月　　日		
太棒了！你已经坚持了一个星期了，最糟糕的时候已经过去了！你已经度过了最难熬的一个星期，请继续维持少食多餐与清淡的饮食原则，邀亲友或同事一起到户外走走、爬爬山、泡个温泉等都是不错的选择！	心情留言		
戒烟最初的几天，身体会有点不舒服，不过，这些都是可以忍耐的，加油！			
戒烟第二周			
戒烟第八天	星期：　　年　　月　　日		
恭喜你！通过一周的考核，你的身体已经逐渐恢复。这周要继续加油哦！	心情留言		
戒烟第九天	星期：　　年　　月　　日		
复习克服烟瘾的应对策略。不要忘记给自己掌声！	心情留言		
戒烟第十天	星期：　　年　　月　　日		
回想自己戒烟的理由，再一次坚定地告诉自己为何要戒烟。	心情留言		
戒烟第十一天	星期：　　年　　月　　日		
到户外走走、散散心，可以减轻戒烟时的不适症状。	心情留言		
戒烟第十二天	星期：　　年　　月　　日		
记住要提高自己的警觉心，一口烟都不能吸！	心情留言		
戒烟第十三天	星期：　　年　　月　　日		
运动应该已成为你生活习惯的一部分，请持之以恒！若有戒烟药物的辅助，记得还要继续使用。	心情留言		
戒烟第十四天	星期：　　年　　月　　日		
恭喜你！你已经成功过两个星期无烟的日子，要充满信心与期待地继续加油！接下来的日子是对你意志力的考验，一定要坚持下去！	心情留言		
想摆脱烟瘾的控制，还有一段距离，继续努力，不要放弃哦！ 相信自己，戒烟真的没有那么难，只要再坚持一下就胜利了！			

四、维持期

如果已经成功坚持 4 周不吸烟,那么恭喜你,你已经初步战胜了自己对烟草的生理依赖,进入了戒烟维持期。在这个时期,预防复吸是最重要的,千万别放松警惕,再碰一支烟的行为很有可能就会导致前功尽弃,开始复吸。

1. 防止复吸

预防复吸的关键在于克服自己的"心瘾",化解吸烟社交文化的不利影响。预防复吸的主要办法包括:时时想到吸烟的危害;牢记戒烟的原因及其在戒烟时所起的作用;回想戒烟以来感觉是多么良好;从持续戒烟至今的事实中感受自信;提示自己有可能导致复吸的一些危险情景,提前计划好应对措施;远离有可能引起再次吸烟的环境,学会拒绝别人敬烟的技巧,科学处理紧张压力。

2. 复吸处理

如果复吸了,别紧张,首先应该做的就是立即停止吸烟。在戒烟过程中,重新吸烟是一个很普遍的现象。每次戒烟都可以成为你的一次学习经历。要保持乐观的态度,偶尔吸一支烟并不意味着本次戒烟的失败,关键是要从中获得教训。你需要做的是重新调整戒烟计划,找出复吸的原因和有效的对抗方法。重新设定一个戒烟日,再次进行尝试,回到不吸烟的状态。虽然戒烟的过程很困难,但已经有上百万吸烟者成功戒烟。

3. 药物治疗

规范使用戒烟药物可以减轻戒断症状,提高戒烟成功率。常用的戒烟药物包括非处方药——尼古丁替代类药物,如尼古丁贴剂、尼古丁咀嚼胶、尼古丁舌下含片等,可以在药店购买;处方药物有盐酸安非他酮类以及尼古丁受体部分激动剂伐尼克兰,可以到医院向专科医生咨询购买。

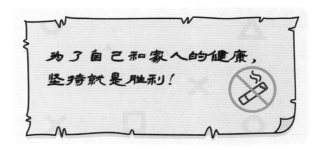

五、戒烟建议

请牢记以下 4 点：

- 戒烟很难：即使得到了最好的帮助，戒烟后复吸的情况也很常见。

- 戒烟后复吸非常普遍：戒烟后重新吸烟也是一个值得学习的过程，这并不是意志软弱或缺乏能力的表现。

- 应当不断尝试：一般情况下，需要尝试很多次才能够永远地把烟戒掉。再试一次，你就会成功。

- 尝试次数越多，效果越好：如果你愿意不断地去尝试，把烟戒掉就不是一个难题，只是时间问题。相信你很快就会成功。

六、关于烟草的常见认识误区

1. "吸烟量小，没什么瘾，不会有什么危害。"

首先，吸烟者成瘾性的大小存在个体差异。吸烟量小不一定烟瘾小，不少人每天的吸烟量不大，但烟瘾却很大。由于尼古丁是高度成瘾性物质，95% 以上的吸烟者会成瘾。其次，除尼古丁外，卷烟燃烧会释放出7000 多种化学物质，其中绝大部分对人体有害。如果长期有规律地吸烟，即使吸烟量小，同样会对身体造成危害。

2. "饭后一支烟，赛过活神仙。"

饭后吸烟，尼古丁迅速地被吸收到血液中，使人处于兴奋状态，出现"神仙"一样的感觉。实际上，饭后吸烟比其他时间吸烟对身体的伤害更大。因为饭后吸烟会抑制人体的蛋白质和重碳酸盐的基础分泌，妨碍食物消化，影响营养吸收；并直接损害胃及十二指肠，使胃肠功能紊乱，胆汁分泌增加，容易引起腹部疼痛等症状。此外，身体在对食物积极消化、吸收的同时，对卷烟烟雾的吸收能力也有所增强，吸进的有害物质也会增加。

3. "吸烟可以抵抗饥饿，有减肥的作用。"

烟草中的尼古丁具有抑制食欲的作用，同时烟草烟雾对舌头上的味蕾有一定破坏作用，所以吸烟的人食欲较差，可能吃得要少一些。但是，冒着因吸烟导致多种严重疾病的风险来"吸烟减肥"是得不偿失的。并且，烟草具有高度成瘾性，一旦上瘾，很难戒掉。因此，运动和调整膳食习惯才是保持健康体重的正确方法。

4. "便宜的烟才 5 元一盒,吸烟比吃零食还便宜,又不用担心长胖。"

为吸烟付出的成本绝不仅是每包 5 元的烟钱,还有你的健康、生命甚至事业和家庭幸福。众所周知,吸烟可导致肺癌、冠心病、脑卒中等多种严重疾病。在 2005 年,我国吸烟导致的疾病直接成本估算为 1665.60 亿元,间接成本是 861.11 亿 ~1205.01 亿元。可见,治疗这些疾病的医疗成本远远不止 5 元钱的问题。

5. "低焦油、低尼古丁的卷烟危害小。"

多项权威研究证明,"低焦油"并非"低危害"。美国癌症预防研究所 2004 年报告中对 90 多万名 30 岁以上的受试者的观察表明,与吸 15~21mg/ 支标准焦油含量卷烟的男性相比,吸低于 14mg/ 支标准焦油含量的男性患肺癌的风险并没有显著降低。并且,使用低焦油卷烟,由于深吸和吸入量增加,可能导致肺腺癌的发病率上升。

6. "加有中草药的烟危害小。"

其实,中草药卷烟与普通卷烟一样具有致癌性和成瘾性。有关研究显示,烟叶和中草药混合卷烟所释放的致癌物质和尼古丁,并不少于普通卷烟。一项研究通过检测 135 名中草药卷烟吸食者和 143 名普通卷烟吸食者的尿液发现,中草药卷烟吸食者和普通卷烟吸食者体内的尼古丁水平和致癌物质水平没有差别。

要特别指出的是,未经国家食品药品监督管理局许可,擅自在卷烟中添加中草药,是违反《药品管理法》和《食品安全法》的。

7. "电子烟对人体无害。"

电子烟由锂电池、雾化器以及烟弹组成。烟弹中的主要成分是尼古丁,同时加入 1,2~ 丙二醇和丙三醇作为调和剂以及其他香味成分。雾化器则用来将烟液加热为雾气,雾化器中安装有气流传感器,感应到有气流吸入时,电子烟便可自动启动,产生烟雾。因此,电子烟有着与卷烟相同的外观、烟雾、味道和感觉。

研究表明,暴露于电子烟烟雾者血清中的可替宁(尼古丁在人体内进行初级代谢后的主要产物)水平与暴露于传统卷烟烟雾者相当。而且电子烟会向室内排放可吸入的液体细微颗粒和超细微颗粒、尼古丁以及致癌物。所以,电子烟也会对使用者的健康产生一定伤害。

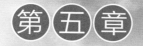

心理压力自我调节

　　心理压力及情绪与心血管疾病的发生密切相关，而已患心血管疾病的人往往更容易发生焦虑和抑郁情绪，导致心血管病死亡风险增加。近期研究证实，经历负性生活事件的数量以及愤怒情绪显著增加急性心血管病事件的危险性。因此，自我调节心理压力和控制情绪有助于促进身心健康。

　　心理压力（stress）是一种慢性应激，是身体对任何可能的需要或变化产生的反应。这种需要或变化包括各种威胁、挑战或任何形式的需要身体进行适应性调整的情况或事件。压力产生包括三个环节：压力源、机体调节和应激反应。

　　压力源是导致心理压力产生的原因，通常可分为外部原因和内部原因。外部原因包括物理环境（如噪声、热、空间限制、强光等），社会因素（如他人的无礼或跋扈、规则、制度、规定等），主要生活事件（如亲人亡故、婚姻失败、失业、经常争论等）。内部原因包括：个人生活方式（如咖啡因摄入、睡眠不足、超负荷的时间安排等），消极的思想（如悲观的想法、自责等），极端的思想（如不切实际的期望、特立独行、全或无的想法、夸大、固执等），个性特征（如 A 型行为、完美主义、工作狂等）。

　　机体感知到压力源后，经过神经系统和内分泌激素系统的调节会产生一系列的反应，包括生理反应、情绪反应、精神反应以及躯体的反应。情绪反应是最早能感知到的反应，因此，情绪是压力的起始表现。压力引起的情绪反应有两类：一类是愉快和积极的情绪，交感－副交感神经以及内分泌系统活动平衡，各种生理功能协调，使人保持心理的健康。另一类是不愉快或消极的情绪，如焦虑、神经质、抑郁、生气、挫败感、担忧、恐惧、易怒、不耐烦等。

一、心理压力的自我评估

心理压力是可以自我感知的,当人受到威胁、遭遇失败、失去控制、感到无助时,就是正在经受压力的困扰。心理压力也可以用量表进行测量(如 J. M.Wakkace 的压力量表以及社会适应量表等),得出更直观的测量结果,从而帮助人们了解自身的心理健康状态。

下面是一个心理压力自我评估量表举例。

请回想近一个月来发生的一些情况,认真阅读以下内容,逐一回答下列问题。以下问题没有好坏之分,请以第一印象作答。最终的得分情况将最恰当地表明你目前的身心状况。

评分标准

长期如此	经常这样	有时出现	很少这样	从未出现
4分	3分	2分	1分	0分

测试题目

1. 突然感到恐惧和惊慌。

2. 感到紧张不安或痛苦。

3. 饱受难以入睡、经常犯困或早醒的困扰。

4. 担心将要发生一些可怕的事情。

5. 感到烦躁不安、急躁或脾气很坏。

6 饮食没有规律,要么吃得太多,要么吃得太少。

7. 吸烟或饮酒过量,服用镇静剂或其他精神类处方药。

8. 饱受胃肠不适、腹泻或便秘的折磨。

9. 注意力难以集中,记忆力下降或优柔寡断。

10. 感到筋疲力尽。

11. 担心自己会失去控制、"崩溃"或患病。

12. 冷漠——对一切都无所谓。

13. 即使在休息时也感觉到呼吸不畅。

14. 感觉胸部、颈部或头部绷得太紧。

15. 逃避令人担心的处境。

16. 无法撇开某种焦虑的思想。

17. 有性方面的困惑。

18. 心慌或感觉胸、胃部似乎有东西在搅动。

19. 缺乏自信。

20. 担心不能按时完成任务。

21. 头痛或周期性偏头痛。

22. 感觉现实生活没有意义。

23. 对未来悲观失望。

24. 感觉处于过度紧张之中。

25. 遭受疾病、卫生、食物等特定问题困扰。

26. 饱受慢性疼痛的折磨。

27. 易情绪化和哭泣。

28. 感觉视力、听力等生理功能在下降。

29. 感觉头晕目眩、虚弱或有幻觉。

30. 不喜欢探访朋友,对原有的爱好失去兴趣。

压力水平评估

把所有题目的得分累加起来得到总分,不同分值预示着你目前的心理压力的大小,以及对你产生的影响。

20 分以下:压力很小。没有任何迹象表明你正在遭受明显的压力困扰,但要提防因压力过小可能带来的生活空虚、缺乏进取心、生活没有动力等问题。

20~40 分:压力中等。看来你承受了一定的压力,应积极寻找压力源,学习和掌握管理压力的技巧,提高自身应对压力的能力。

40 分以上:压力过大。你可能正饱受巨大压力的困扰,要积极应对,有效解决这些问题。当独自解决不了时,建议寻求身边家人、朋友或专业心理医生等的帮助。

二、缓解心理压力的方法

心理压力具有两面性。压力在一定范围内时,机体具有良好的适应性。每个人都有一个最适合自己的压力区间,在这个区间范围内,往往具有最积极的态度,相信自己能处理面临的问题并采取积极的行动解决问题,身体也会表现出最佳的适应状态。因此,适量心理压力是必需的。但是,若压力超过这个范围,人往往会产生焦虑、挫败感、担忧、恐惧、易

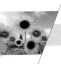

怒、不耐烦等情绪反应,身体也会出现疲惫、衰竭,甚至疾病。因此,心理压力管理的目的不是要消除所有的心理压力,而是要减少心理压力对情感和机体带来的损害,使人更好地掌控生活,具有快乐习惯。

压力的产生包括三个环节——压力源、机体调节和应激反应。因此,进行心理压力调节也要从这三个环节入手:上上策是针对压力源采取一些措施;接下来可以通过改变自己对事物的反应,来减小压力反应;最后可以通过情绪调整、放松练习和增强机体对抗压力的能力来减少压力对身体的损害。概括起来,缓解心理压力的方法包括:应对压力源、改变认识事物和处事方法、情绪控制、放松练习和提高机体对抗压力的能力。

(一)如何分析和处理压力源

压力源是产生心情变化和心理压力的必要条件,如果没有压力源,生活中就不会存在压力。因此,我们可以针对压力源采取一些措施,比如避免压力源、消除压力源、换一种方式和心情接受压力源。

首先是压力源分析:要清楚地列出刺激我们产生紧张、焦虑和压力的所有原因,不分先后、主次,尽量不要遗漏。然后将压力源进行分类:哪些是可以避免的;哪些是可以消除的;哪些是不可避免并且长期伴随的。切实的希望和学会说"不"是避免压力源最好的办法。切实的希望是给自己制订通过一定的努力能够达到的目标,而不是付出 120% 的努力都难以实现或希望渺茫的目标。而学会说"不"则是拒绝自己难以做到的要求或请求,但又为他人留下可以达到目标的另一个选择,即为别人留下希望地拒绝。消除压力源最好的办法是解决问题,很多情况是我们能够掌控的,通过一定的手段和方法解决问题,便可以消除压力源。而有些压力源是无法避免的,对于这样的压力源,接受它、换一种心情与它和平共处,可以减少不良情绪和压力。比如每天上班面临的交通拥堵情况,在很长时间都会伴随着我们,与其被烦躁的情绪控制,还不如沉下心来,利用这难得的时间听听英语,也许几年下来一口流利的英语会为你带来不一样的机遇。

(二)学习积极看待事物

压力源是不可能全部消除或避免的,势必产生情绪变化和压力,而看待事物的方式决定了情绪反应和压力的程度。对待生活中的负性事件(压力源),我们往往从"失去"的角度看待,认为这是一件坏事、对自己影响很大、让自己没面子、影响自己的前途、让自己失去信任等,考虑到的都是事物的消极方面,这种认知会影响机体的调节,产生负性情绪,增加心理压力。意识到这个问题,我们不妨转念一想,问自己几个问题:①这件事对我现在最坏的影响是什么?②5年、10年后的影响是什么?③这件事完全不可控吗?如果挽回了,会带给我什么?④即使是一件不好的事情,它没有一点好处吗?⑤这件事从反面教会我什么,如果改变了自我,将会怎样?变化换一个角度,从"获得"的角度看待问题,你会发现,即使是负性生活事件,对自己的影响也没那么大,也不绝对是不好的影响,也可能给自己带来不一样的机会、新的尝试,所谓"塞翁失马焉知非福"。

看待一件事有很多种方式,要最好选择你喜欢的方式,学会用产生最小压力的方式看待同一件事。比如,面对退休,有些人说:"终于可以好好歇歇了,可以好好陪陪家人,安排旅游和做自己喜欢的事了。"这是一种从积极方面看待问题的方式。用这种方式看问题,退休这件事不会使人产生压力。而有些人说:"我还有很多工作想做,退休后我无事可做,我不能经常见到我的同事,我的收入会减少。"这种从消极方面看待事情的方式肯定会使情绪产生变化。因此,尝试一些变化,先想退休将给自己和家人带来的好处并肯定这些好处,而不是先看到那些不利之处;想想对这些不利的方面是否没有能力处理,是否一定会产生不好的效果吗;将这些消极方面对自己或家人有可能会带来的积极转变列出来,并肯定这些好的转变。以这样的方式从事物积极的方面看待问题,善于看到不利方面可能产生的意想不到的好的结果,你会觉得,原来退休也不错,没那么难接受。

(三)调整情绪,练习和谐情绪

压力产生的反应有多方面,包括生理反应、情绪和精神反应以及躯体反应,我们最早感知到的反应是情绪变化。问题带来情绪,但情绪不解决问题,情绪长时间控制我们,压力就会延续。情绪是可以控制的,调整情绪的目的是让人从失控的状态恢复控制感。而控制情绪的第一步是情绪肯定,而情绪释放、情绪疏导、紧张情绪控制、和谐情绪练习都会令你很快掌控自我。

1. 情绪肯定

调整情绪的第一步是情绪肯定,只有意识到我们正在经受不良情绪的控制,才有可能想办法脱离这种情绪的影响。比如,悲伤的时候往往

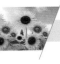

会伴随着失控和无助的感觉,这时候承认自己面临的痛苦,当哭则哭是防止心灵长期受到压抑,治愈心灵痛苦的重要方法,可以有效地帮你恢复控制感。正所谓,强忍泪水等于慢性自杀。另外,愤怒情绪也常常伴随着失控,愤怒情绪下的语言被认为是最伤害感情的语言。因此,愤怒时及早认识和肯定自己的情绪是减少伤害的重要一步,而恢复控制则是处理愤怒情绪的目的。这时,离开让你愤怒的人和环境是明智之举,给自己3分钟生气的时间,然后进行3分钟深呼吸,让自己平静下来。

2. 情绪释放

积极释放自己的情绪,不能沦为情绪的奴隶。为情感找到一个出口,是清除情感垃圾的最好方式。不良的事件和情绪反应会在大脑海马区形成记忆,以后在遇到类似情况时,人很快就会出现相似反应。及时清除消极情绪的痕迹非常重要。常用的方法包括:

(1)倾诉:可以是诉说,也可以是书写出来;倾诉的对象可以是自己信赖的人,也可以是物或场景,如广阔的天空、大海、草原等。

(2)寻找"出气筒":在出现情绪变化时,很多时候我们会不自觉地迁怒于自己亲近的人,而学习情绪控制也包括选择不会受到伤害的"出气筒",比如摔打变形球。

(3)锻炼:出现心理压力和情绪变化时,机体会产生一些高能量物质,它们的持续存在会刺激机体不断处于战斗和逃逸的紧张状态,而挥洒汗水的锻炼(如器械运动、跑步、球类运动)可以消耗这些高能量物质,使机体得到放松,让人的情绪恢复控制。

3. 情绪疏导

对于不善于发泄或释放情绪者,需要进行情绪疏导:引导其倾诉或哭诉,或者写出来;让其去曾经喜欢的地方,比如海边、草原等;听音乐;有时,单纯的陪伴也会让别人慢慢放松下来。

4. 消除紧张情绪和降低紧张反应

紧张情绪是最常出现的情绪反应。消除紧张情绪最有效、快速的方法就是深呼吸,即通过呼吸调节交感神经和副交感神经的平衡,快速恢复情绪控制。降低紧张程度和紧张反应的重要方法是培养幽默感和经常从内心开怀大笑。开心的笑会刺激大脑产生儿茶酚胺,帮助人们减轻疼痛和不舒服感,消除厌烦、忧郁和紧张情绪。经常和幽默的朋友在一起,或者看看幽默的笑话、相声、漫画、书籍有助于逐渐减少紧张反应。

5. 和谐情绪练习

利用生物反馈的原理,在出现不良情绪反应时,不改变所处的环境,通过呼吸放松、调节交感和副交感神经的和谐性,达到调节心脏节律的目的。这种练习可以随时随地进行,使自己即刻恢复控制感。

具体做法为:将注意力放在呼吸上,进行深长而平稳的呼吸。在吸气的时候可以想象一幅美的场景,呼气的时候想象你在那美的场景中尽情地表现自己;也可以想象一个充满爱的故事或场景,慢慢地将自己置身其中,感受爱的感觉。通过呼吸调节使交感和副交感神经调节达到和谐,同时达到情绪的和谐。这些练习可以在早上、中午工作前、睡前或任何需要的时候进行,每次只需要几分钟,你就会拥有一种完全不同的心情和心态。

6. 改变抑郁情绪

经受重大打击和威胁(如疾病、人身安全问题)的人往往会出现抑郁情绪,表现为淡漠、失去兴趣、孤立等。具有抑郁情绪的人往往不会积极、主动地去改变,而需要他人的帮助。具体可以从以下几个方面采取行动。

(1)提高兴奋性:重新提高兴奋性是帮助情绪抑郁者改善状态的重要内容,具体做法可包括:从感兴趣的事情做起,并有意识地培养新的爱好和兴趣,不断扩大兴趣面;促进其与以往喜欢和信赖的朋友进行交流,并带动其共同进行有意义的活动;找到一个感兴趣的事情,并且逐渐"委以重任",让其意识到自己的责任和被需要的感觉。

(2)获得社会支持:建立由亲人、朋友、同事、邻里、医生等情绪抑郁者信赖的人组成的社会支持系统。这个支持系统不仅可以提供物质和精神的帮助,还能提供情感支持。不管遇到什么困难,情绪抑郁者都可以找到能给自己提供帮助的对象,找到自己可以倾诉的对象。

(3)增强自信:情绪抑郁者有时会产生悲观情绪,对自己今后的生活缺乏信心。应赞扬其取得的进步以及行动的积极性,并且激励其采取进一步努力和行动。通过他人的肯定和鼓励,使其认识到自己状况的改善,并且能够通过努力继续改善;认识到自己不但能做事情,而且能把事情做好;认识到自己不仅能照顾自己还能给周围人提供帮助。

（四）放松练习

慢性的心理压力会使机体长期处于类似战斗－逃逸反应的紧张状态。放松练习可以缓解机体的紧张状态,主要是通过肌肉和骨骼关节放松、呼吸放松以及神经精神放松达到控制情绪和缓解压力的目的。每天做一到两次,每次 20 分钟放松练习很有好处。初学者需要专业人员的指导,尤其是有心脏病、癫痫、高血压、糖尿病和有心理问题者。

1. 放松练习的准备和过程

(1)找一个合适的地方,安静、没人打扰。

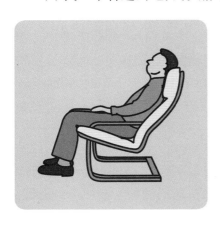

(2)坐在椅子上,后边有舒服的靠背,双脚放在地板上,手放在膝盖上,平均分配身体的重量(也可躺着)。

(3)保持松懈状态。

(4)呼吸放松,慢慢深呼吸。

(5)肌肉紧张后松懈时,人会有很放松的感觉,并可将放松的感觉扩大到其他部位。

(6)通过心理放松和肌肉放松带动全身放松。

2. 呼吸放松

采用腹式呼吸,使腹部随呼吸起伏(胸式呼吸很难起到放松的作用)。深长呼吸,改变呼吸频率(每分钟呼吸 10 次)。深吸气后,慢慢呼气(从 1 数到 10)。体会放松的感觉。

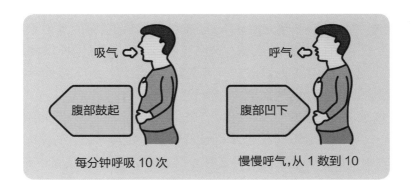

3. 精神放松

通过想象达到精神放松的目的。具体做法为:保持一个很舒服的姿势(坐着或躺着都可以),缓慢、自然地呼吸,随着每次呼吸逐渐放松。想象一个愉快的场景,比如湖、蓝天和流动的白云、美丽的公园、草原,取代正在思考的任何问题。让想象的场景逐渐退去，脑中什么东西都没有，只有灰色或黑色的背景，忽视一切可见的情景。这样静静地过几分钟，享受这种想象和转变。

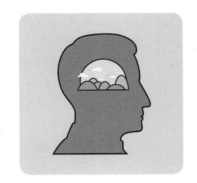

4. 肌肉放松

努力收缩一组肌肉，然后放松，将放松的感觉通过想象扩大到全身。闭上眼睛慢慢地呼吸，你会感觉整个身体的放松。

（1）手和前臂肌肉放松：握紧右拳 5~7秒，注意手和前臂的紧张程度，然后松开手 20~30 秒，体会紧张后放松的感觉，然后重复；深吸气后慢慢呼气，感觉紧张已经离开身体；左拳重复以上的步骤；弯曲右肘，收缩肱二头肌，注意紧张的感觉，伸直胳膊，体会松懈的感觉；右臂重复以上操作。

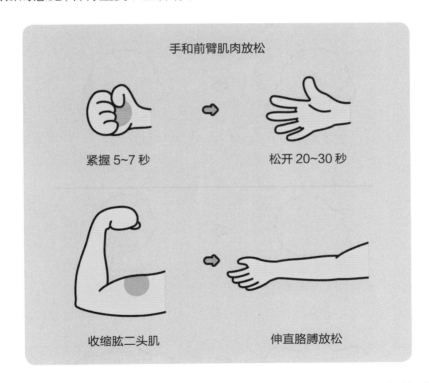

（2）颈部、肩、嘴巴、额头肌肉放松：挑起眉毛，皱起前额 10 秒，然后舒展额头，体会放松的感觉；紧闭眼睛 10~15 秒，然后保持眼睛轻轻地闭着，

体会紧张和放松的感觉;闭上嘴巴,对紧牙齿,然后放松,保持嘴唇轻轻分开;头向后倾,感到颈部拉紧,然后头先后转向左侧和右侧,伸直颈部后,头向前倾,下巴抵住前胸,然后头保持在一个合适的位置,体会紧张与放松的感觉;耸肩,感觉颈、肩和背部紧张,放下肩膀感觉放松,然后耸肩分别向上、向前、向后,放下肩膀而放松。

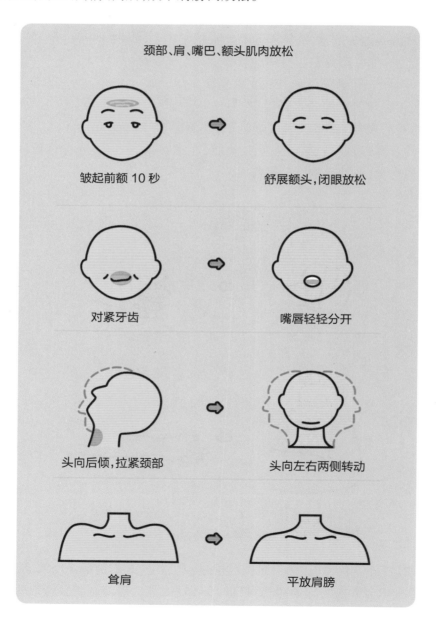

（3）臀部、腿、脚部肌肉放松：分别弯曲左侧及右侧臀部和大腿，使脚后跟贴近大腿，然后放松，重复以上动作；抬腿，脚向脸部弯曲，感觉胫部紧张，然后放松，重复以上操作；脚趾向下绷紧，然后放松，脚趾向上绷紧，然后放松，重复以上操作。

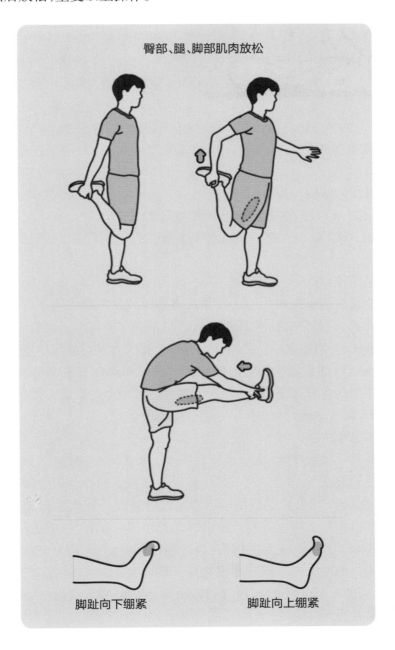

臀部、腿、脚部肌肉放松

脚趾向下绷紧　　　　　脚趾向上绷紧

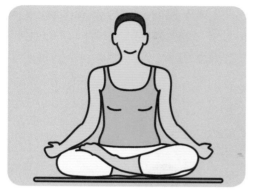

5. 瑜伽冥想放松

瑜伽冥想放松术结合了多种放松方法(呼吸放松、肌肉放松、精神放松),可以使身心都得到放松。推荐晚上进行瑜伽冥想放松术,在进行放松之前最好先做一下肢体的拉伸运动或室外活动,然后在引导语提示和音乐中进行放松。

（五）加强身体防御，降低情绪和心理压力对健康的影响

提高机体对抗心理压力产生的不利影响的能力,有助于保持身体健康。

1. 减少咖啡因的摄入

咖啡因是药物,也是造成身体产生压力的刺激物。有研究显示,停用咖啡因 3 周以上,人就会明显感到轻松、神经质减轻、睡眠好转、精力充沛。

2. 规律体育锻炼

压力反应能够提供足够的能量战胜危险或从危险中逃走,这是身体的自我保护,但是往往这种高能量状态得不到完全释放。体育锻炼是最合理的释放超额能量的方式。当我们处于高压力状态或情绪变化时,可以即刻从规律的运动中得益。规律的体育锻炼可以逐渐减轻压力的影响。在任何压力状态下,运动都是重要的缓解压力的措施。提倡进行每周 3~5 天,每天 30 分钟的中等强度的有氧运动。

3. 休息和睡眠

睡眠对于缓解压力、保持良好状态十分重要。在慢性压力作用下的人经常感到疲乏,有些人甚至失眠,如果不能很好地处理压力状态,就会影响身体健康,甚至形成恶性循环。充足的睡眠可使人感到精力充沛,处理日常事物的适应性提高。睡眠时间长短因人而异,一般人群每天需睡眠 7~8 小时。睡眠充足的标准:晨起精神振作、白天精力充沛,并且能自然觉醒。如果感觉睡眠不是很充足,可早睡半小时至 1 小时。仍感睡眠不足,可再早睡半小时。白天固定时间小憩也是有益的(5~20 分钟),可使人恢复活力。

4. 工作和休闲平衡

休闲是减轻压力的最快乐的方法,可以有效对抗工作产生的压力。休闲的时间和水平与压力成反比,休闲时间越少,压力越大。每个人都需要时间满足自己休闲的需要,比如保健、营养等,如果忽略了这些需要,就容易产生问题。休闲活动包括锻炼、娱乐、放松、社会活动、兴趣爱好等。

结束语:不是所有的压力都会产生不利影响,适量的压力是必须的,它可促使我们采取积极的行动。调节心理压力不是消除所有压力,而是尽量减少压力对身心产生的不良影响,使人对自己的生活具有掌控力,培养快乐习惯。调节心理压力,可以尝试对压力源采取措施、改变认识事物的方式以及进行情绪调节和放松练习等方法。

参考文献

1. 白雅敏 . 慢性病高风险人群健康管理 . 北京 : 人民卫生出版社 ,2016.

2. 中国高血压防治指南(基层版)编撰委员会 . 中国高血压防治指南(2009 年基层版).北京 : 人民卫生出版社 ,2010.

3. 中国营养学会 . 中国居民膳食指南 (2016) (科普版). 北京 : 人民卫生出版社 ,2016.

4. 中国营养学会 . 中国居民膳食指南 (2016). 北京 : 人民卫生出版社 ,2016.

5. 中华人民共和国卫生部疾病预防控制局 . 中国成人身体活动指南 . 北京 : 人民卫生出版社 ,2011.

6. 国家体育总局 . 运动健身指南 . 北京 : 人民体育出版社 ,2011.

7. 李洪滋 . 运动与健康 . 北京 : 化学工业出版社 ,2005.

28检